急诊医学科护理工作指引

主 审 王 南
主 编 黄 英 王 媛 刘雪莲

辽宁科学技术出版社
LIAONING SCIENCE AND TECHNOLOGY PUBLISHING HOUSE

图书在版编目（CIP）数据

急诊医学科护理工作指引/黄英，王媛，刘雪莲主编.—沈阳：辽宁科学技术出版社，2017.10
ISBN 978-7-5591-0448-9

Ⅰ.①急⋯　Ⅱ.①黄⋯②王⋯③刘⋯　Ⅲ.①急诊—护理　Ⅳ.①R472.2

中国版本图书馆 CIP 数据核字（2017）第 244944 号

版权所有　侵权必究

出版发行：辽宁科学技术出版社
　　　　　北京拂石医典图书有限公司
地　　址：北京海淀区车公庄西路华通大厦 B 座 15 层
联系电话：010-88019650/024-23284376
传　　真：010-88019377
E - mail：fushichuanmei@mail.lnpgc.com.cn
印 刷 者：北京建宏印刷有限公司
经 销 者：各地新华书店

幅面尺寸：140mm×203mm
字　　数：256 千字　　　　　印　　张：9.875
出版时间：2018 年 1 月第 1 版　　印刷时间：2018 年 1 月第 1 次印刷

责任编辑：李俊卿　　　　　　　责任校对：梁晓洁
封面设计：永诚天地　　　　　　封面制作：永诚天地
版式设计：天地鹏博　　　　　　责任印制：高春雨

如有质量问题，请速与印务部联系　联系电话：010-88019750

定　　价：38.00 元

编委会名单

主　审　王　南
主　编　黄　英　　王　媛　　刘雪莲
副主编　罗文坚　　金　艳　　庞云珍
编　者　黄　英　　王　媛　　罗文坚　　李　艳
　　　　　　陈　燕　　庞云珍　　刘彩娥　　徐丽琼
　　　　　　马慈云　　牛　娜　　高梨化　　何文秀
　　　　　　张启勋　　庄　嫄　　陈　龙　　刘兴园
　　　　　　李　敏　　王金燕　　许加丽　　杨芳兰
　　　　　　吴学超　　张群红　　桂丽美　　何忠燕
　　　　　　普丽菲　　代瑞芳　　鲁晓晶　　曾兴凤
　　　　　　代文龙　　武　俊　　张辉红　　吉正炤
　　　　　　张刚华　　刘丽寒　　陈喜燕　　董春梅
　　　　　　李　希

前言

21世纪是创新、改革、竞争、联盟的时代，急诊医学科的建设呈现出亚学科、综合化的发展趋势，既带来了机遇，同时也给广大护理人员带来了前所未有的挑战。在这种新形势下，要求护理人员不仅要掌握全面、系统的医学知识，熟练的操作技能，还应具备护理管理能力。为了提高急诊专科护士临床护理水平，我们编写了本指南，以供急诊护理人员继续教育学习及阅读参考。

本书收集了临床一线护理人员多年的实践经验，秉承"以患者为中心，深化护理专业内涵，整体提升护理服务水平"的护理理念，以"培养、指导"为目标，从临床实际工作出发，突出护理的可操作性及实用性。为方便护理人员掌握与应用，我们在编写形式上力求简明扼要，使护理人员在繁忙的工作之余，能够迅速地理解和掌握重要知识。

限于编者水平和时间仓促，疏漏和不足之处在所难免，敬请广大读者指正。

编者
2017年7月

目录

第一章 急诊医学科重点病种及绿色通道患者急救护理指引 …………………………………………………… (1)
 第一节 急性创伤的急救护理 ………………………… (1)
 第二节 急性颅脑损伤的急救护理 …………………… (4)
 第三节 主动脉夹层动脉瘤的急救护理 ……………… (8)
 第四节 急性心肌梗死的急救护理 …………………… (11)
 第五节 急性脑卒中的急救护理 ……………………… (15)
 第六节 急性呼吸衰竭的急救护理 …………………… (19)
 第七节 消化道大出血的急救护理 …………………… (24)
 第八节 急性心力衰竭的急救护理 …………………… (31)
 第九节 急性肾衰竭的急救护理 ……………………… (35)
 第十节 产科出血的急救护理 ………………………… (39)
 第十一节 开放性骨关节损伤的急救护理 …………… (41)

第二章 常见危急重症的急救护理指引 ………………… (45)
 第一节 急性冠状动脉综合征的急救护理 …………… (45)
 第二节 心搏骤停与心肺脑复苏技术 ………………… (48)
 第三节 严重心律失常的急救护理 …………………… (55)

第四节　高血压危象的急救护理 …………………… (61)
第五节　急性呼吸窘迫综合征的急救护理 …………… (63)
第六节　慢性阻塞性肺病急性发作的急救护理 ……… (65)
第七节　急性重症哮喘的急救护理 …………………… (67)
第八节　急性脑血管病的急救护理 …………………… (69)
第九节　癫痫持续状态的急救护理 …………………… (73)
第十节　消化道出血的急救护理 ……………………… (76)
第十一节　急腹症的急救护理 ………………………… (79)
第十二节　急性重症胰腺炎的急救护理 ……………… (83)
第十三节　肝性脑病的急救护理 ……………………… (86)
第十四节　糖尿病酮症酸中毒的急救护理 …………… (89)
第十五节　泌尿系结石的急救护理 …………………… (92)
第十六节　宫外孕的急救护理 ………………………… (95)
第十七节　烧伤的急救护理 …………………………… (98)
第十八节　休克的急救护理 …………………………… (102)
第十九节　水、电解质平衡失调的急救护理 ………… (106)
第二十节　酸碱平衡失调患者的急救护理 …………… (111)
第二十一节　急性中毒的急救护理 …………………… (114)
第二十二节　窒息的急救护理 ………………………… (124)
第二十三节　昏迷的急救护理 ………………………… (126)

第三章　急诊分诊指引 …………………………… (131)
第一节　预检分诊病情分级管理制度 ………………… (131)
第二节　预检分诊方法和技巧 ………………………… (135)
第三节　常见疾病的预检分诊要点 …………………… (137)

第四节　急诊传染病分诊制度 ……………………（155）

第四章　急诊医学科感染管理指引 ………………（157）
第一节　急诊医学科建筑布局及基本设施 …………（157）
第二节　环境、物体表面的消毒及无菌措施 ………（158）
第三节　急诊常见血液职业暴露及标准预防 ………（160）
第四节　标准预防 ……………………………………（165）
第五节　急诊重症监护室感染控制管理 ……………（169）
第六节　急诊手术室感染控制管理制度 ……………（180）

第五章　急诊常见仪器设备的维护与保养 …………（196）
第一节　呼吸机的维护与保养 ………………………（196）
第二节　除颤仪的维护与保养 ………………………（203）
第三节　洗胃机的维护与保养 ………………………（204）
第四节　血液灌流机的维护与保养 …………………（206）
第五节　心电图机的维护与保养 ……………………（208）
第六节　心电监护仪的维护与保养 …………………（211）
第七节　输液泵的维护与保养 ………………………（213）
第八节　注射泵的维护与保养 ………………………（215）

第六章　常见急救操作技术的配合及护理 …………（217）
第一节　单人心肺复苏操作流程及评分标准 ………（217）
第二节　简易呼吸球囊的使用流程及评分标准 ……（221）
第三节　心脏电除颤操作流程及评分标准 …………（224）
第四节　静脉输液泵/注射泵使用技术操作流程及评

　　　　　　分标准 …………………………………………… (228)
　第五节　心电监测操作流程及评分标准 ………………… (232)
　第六节　经气管插管/切开吸痰操作流程及评分标准
　　　　　　……………………………………………………… (237)
　第七节　电动洗胃机洗胃操作流程及评分标准 ………… (241)
　第八节　动脉采血操作流程及评分标准 ………………… (245)
　第九节　呼吸机操作流程及评分标准 …………………… (250)
　第十节　血液透析操作流程及评分标准 ………………… (255)
　第十一节　深静脉置管操作流程及评分标准 …………… (263)
　第十二节　止血、包扎、固定操作流程及评分标准 …… (267)

第七章　急诊医学科常用的评分表 ……………………… (284)
　第一节　格拉斯哥昏迷评分表 …………………………… (284)
　第二节　RLS 评分 ………………………………………… (285)
　第三节　神经功能缺损评分 ……………………………… (287)
　第四节　改良的早期预警评分 …………………………… (289)
　第五节　创伤评分表 ……………………………………… (290)
　第六节　修正创伤评分表 ………………………………… (297)
　第七节　危重患者 APACHE Ⅱ 评分表 ………………… (298)
　第八节　语言评价量表 …………………………………… (301)
　第九节　视觉模糊评分 …………………………………… (301)
　第十节　面部疼痛表情量表 ……………………………… (302)
　第十一节　主诉疼痛分级法 ……………………………… (302)
　第十二节　常用镇静与躁动评分 ………………………… (303)
　第十三节　Ramsay 镇静评分 …………………………… (303)

第一章 急诊医学科重点病种及绿色通道患者急救护理指引

第一节 急性创伤的急救护理

一、疾病知识

1. 定义 是指致伤因素作用于机体，引起组织破坏和功能障碍。

2. 病因

(1) 交通伤：交通伤占创伤的首要位置。现代创伤中交通伤以高能创伤（高速行驶中所发生的交通伤）为特点。

(2) 坠落伤：随着高层建筑增多，坠落伤的比重逐渐加大。

(3) 机械伤：机械伤以绞伤、挤压伤为主。

(4) 锐器伤：伤口深，易出现深部组织损伤，胸腹部锐器伤可导致内脏或大血管损伤，出血多。

(5) 跌伤：常见于老年人，造成前臂、骨盆、脊柱压缩性骨折和髋部骨折。青壮年跌伤也可造成骨折。

(6) 火器伤。

3. 临床表现

(1) 闭合性创伤：受伤局部疼痛、肿胀、瘀血及血肿、功能障碍。

(2) 开放性创伤：局部有伤口和出血是最突出的临床表现，

休克常是严重开放性创伤的主要临床表现。常有发热（38℃左右），体温升高即应注意有无感染。

（3）严重的低氧血症。

4. 治疗方法　①急救；②受伤肢体抬高、热敷；③清创术。

二、用药指导

0.9%氯化钠（生理盐水）和低分子右旋糖酐：作用为扩充血容量。

（1）适应证：血容量不足者。

（2）用法用量：遵医嘱用药，可快速输入，晶体液的输入量应≥3倍的血容量减少者；胶体液的输入量要小于晶体液，一般等于血容量的损失量。

（3）不良反应：过量输入晶体液，可引起皮下组织水肿。

（4）注意事项：速度不宜过快，以免心血管功能改善前的血压下降。

三、特殊检查或特殊治疗沟通重点

X线检查：可以快速如实反映损伤范围及病理，还可以动态观察病变的发展与转归。

（1）检查方法：X线平扫，为普通扫描，是常规检查。

（2）检查适应证：开放性损伤。

（3）检查前注意事项：①对于不合作患者，如意识不清或烦躁不安的患者，给予镇静处理后方能检查。②除去检查部位体表金属及高密度物品，如耳环、发夹、项链等，以免造成伪影干扰。

四、心理护理

1. 突发和意外的急性创伤给患者和家属造成极大的身心痛

苦，医护人员应及时说明患者的病情、发展、预后以及可能出现的后果，提供抢救信息，安慰稳定患者和家属的情绪，鼓励积极配合治疗。

2. 为患者提供周到的生活照顾，做好针对性的心理护理，以满足基本生活需要和心理要求，有助于减轻焦虑和恐惧，帮助患者树立康复信心。

五、转科指导

1. 评估患者的病情、自理能力、合作程度及心理状态。

2. 做好急诊绿色通道的优先原则介绍，家属签署患者转运知情同意书。

3. 做好转科前的准备工作。

（1）立即做好术前准备：手术区备皮、抽血、交叉配血、备血、导尿及皮试、更衣等，与患者家属沟通，签手术知情同意书。

（2）迅速建立 2～3 条静脉通道：遵医嘱给予输液、输血，防治休克或纠正水、电解质紊乱，注意保暖。

（3）做好病情观察：生命体征和活动性出血情况。

（4）保障患者的安全：在术前准备的同时患者常伴有躁动及抽搐，要防止患者误吸及坠床。

（5）住院证的办理、相关资料的复印，电话通知手术室和电梯做好接收患者的充分准备。

4. 安全护送，并注意以下几点。

（1）备齐抢救药品、物品。

（2）保持呼吸道通畅，及时清理口鼻腔分泌物。

（3）吸氧，静脉输液通畅，管路安全固定。

（4）持续监测心电图、呼吸、血压、血氧饱和度。

（5）必须由 1 名医生、1 名护士和 1 名护工护送。

第二节 急性颅脑损伤的急救护理

一、疾病知识

1. 定义 颅脑损伤是一种常见外伤，分为头皮损伤、颅骨骨折及脑损伤，三者可单独发生，也可合并存在。

2. 病因

（1）常见原因为交通事故、高处坠落、失足跌倒、工伤事故、房屋倒塌等。

（2）火器伤、爆炸性武器形成高压冲击波的冲击。

（3）偶见难产和产钳引起的婴儿颅脑损伤。

3. 临床表现

（1）意识障碍：绝大多数患者伤后即出现意识丧失，时间长短不一。意识障碍由轻到重表现为嗜睡、朦胧、浅昏迷、深昏迷。

（2）头痛、呕吐：是伤后常见症状，如果不断加剧应警惕颅内血肿。

（3）瞳孔：如果伤后一侧瞳孔立即散大，光反应消失，患者意识清醒，一般为动眼神经直接原发损伤；若双侧瞳孔大小不等且多变，表示中脑受损；若双侧瞳孔极度缩小，光反应消失，一般为脑桥损伤；如果一侧瞳孔先缩小，继而散大，光反应差，患者意识障碍加重，为典型的小脑幕切迹疝表现；若双侧瞳孔散大固定，光反应消失，多为濒危状态。

（4）生命体征：伤后出现呼吸、脉搏浅弱，节律紊乱，血压下降，一般经数分钟及十多分钟后逐渐恢复正常。如果生命体征紊乱时间延长，且无恢复迹象，表明脑干损伤严重；如果伤后生命体征已恢复正常，随后逐渐出现血压升高、呼吸和脉搏变慢,常暗示颅内有继发血肿。

4. 治疗方法

(1) 非手术治疗:主要包括颅内压监护、亚低温治疗、脱水治疗、营养支持疗法、呼吸道处理、脑血管痉挛防治、常见并发症的治疗、水电解质与酸碱平衡紊乱处理、抗菌药物治疗、脑神经保护药物等。

(2) 手术治疗:主要手术方式有去骨瓣减压术、开颅血肿清除术、清创术、凹陷性骨折整复术和颅骨缺损修补术。

二、特殊检查或特殊治疗沟通重点

CT检查:可以快速如实反映损伤范围及病理,还可以动态观察病变的发展与转归。

(1) 检查方法:CT平扫,为普通扫描,是常规检查。

(2) 检查适应证:颅脑损伤。

(3) 检查前注意事项:①对于不合作患者,如意识不清或烦躁不安的患者,给予镇静处理后方能检查。②除去检查部位体表金属及高密度物品,如耳环、发夹、项链等,以免造成伪影干扰。

三、用药指导

20%甘露醇注射液:组织脱水药。

(1) 适应证:治疗各种原因引起的脑水肿,可降低颅内压,减轻脑水肿,防止脑疝。

(2) 用法用量:治疗脑水肿、颅内高压,按0.25~2g/kg配制为15%~25%浓度,于30~60分钟内静脉滴注。

(3) 不良反应:水和电解质紊乱、排尿困难、渗透性肾病、血栓性静脉炎,甘露醇外渗可致组织水肿、皮肤坏死等。

(4) 禁忌证:已确诊为急性肾小管坏死的无尿患者、严重失水者。

（5）注意事项：①除肠道准备用，均应静脉内给药。②甘露醇遇冷易结晶，故使用前应仔细检查，如有结晶可置于热水中溶解后在使用。③根据病情选择适合的浓度，避免不必要的使用高浓度和大剂量。

四、心理指导

1. 让患者尽快熟悉环境，消除陌生感，建立融洽的护患关系，主动详细地介绍病区情况，态度真诚、亲切、语言温柔，做到相互信任。

2. 给患者讲述颅脑外伤的发生、发展、治疗及预后，并告知手术的相关事宜，充分给予患者安慰和鼓励，耐心细致地介绍同种疾病的手术和愈合情况，消除其紧张焦虑情绪及对手术的恐慌，增强患者信心，使其在良好的心理状态下接受手术。

3. 让患者在良好的心理状态下接受手术，稳定患者亲属的畏惧情绪，让家属了解手术的必要性和目的。

五、转科指导

1. 评估患者的病情、自理能力、合作程度及心理状态。
2. 家属签署患者转运知情同意书。
3. 做好转科前的准备工作。

（1）立即做好术前准备：备皮（剃头）、抽血、备血、导尿及各种皮试、更衣等，与患者家属沟通，签手术知情同意书。

（2）迅速建立静脉通道：对损伤严重、昏迷深，疑有脑疝者，应迅速降低颅内压，为手术创造条件，20分钟内静脉点滴20%甘露醇250ml。

（3）保持呼吸道通畅：意识障碍患者取侧卧位或头部抬高15°~30°，头偏向一侧，必要时放置口咽通气道或行气管插管/

切开，尽快清除口鼻腔及咽部血块或呕吐物。

（4）开放性颅脑损伤引起失血性休克，应使患者平卧位或休克卧位，尽快补充血容量同时注意保暖。

（5）开放性颅脑损伤应及时清创和常规应用抗生素。有脑脊液耳、鼻漏者要注意保持耳、鼻孔及口腔的清洁，尽可能避免挖鼻孔、擤鼻涕、打喷嚏和咳嗽，严禁填塞或用水冲洗耳、鼻以及经鼻吸痰和置胃管，以免引起逆行感染。定时监测体温，密切观察有无颅内感染征象。

（6）高热：可采用药物及物理降温两种方法。如酒精擦浴、温水擦浴或应用冰毯、冰帽，必要时行低温冬眠疗法。

（7）保障患者的安全，在术前准备的同时患者常伴有躁动及抽搐，要防止误吸及坠床。

（8）住院证的办理、相关资料的复印，电话通知手术室（神经外科）和电梯做好接收患者的充分准备。

4. 安全护送。

（1）备齐抢救药品、物品。

（2）吸氧，保持呼吸道通畅，及时清理口鼻腔分泌物。

（3）静脉输液通畅，管路安全固定。

（4）观察意识、瞳孔、生命体征及神经系体征变化。

（5）持续监测心电图、呼吸、血压、血氧饱和度。

（6）必须由1名医生、1名护士和1名护工护送。

六、出院指导

1. 遵医嘱继续服用健脑、促进神经功能恢复的药物。

2. 加强营养，多食健脑、促进神经功能康复的食品，如动物脑、栗子、核桃等。

3. 外伤性癫痫者，不能单独外出，不宜登高、骑车、驾车、游泳等。坚持长期、定时口服抗癫痫药物，一般3~5年。

4. 颅骨缺损者应注意保护缺损区，外出时可戴安全帽，手术后3个月可考虑行颅骨修补术。

5. 脑损伤遗留的语言、运动或智力障碍，在伤后1~2年内有部分恢复的可能，应制订康复计划进行废损功能训练，以改善生活自理能力以及社会适应能力。

6. 出院后1个月复查，如有异常变化，应及时复诊。

第三节　主动脉夹层动脉瘤的急救护理

一、疾病知识

1. 定义　是指主动脉腔内血液从主动脉内膜撕裂口进入主动脉中膜，形成的壁内血肿沿着主动脉长轴扩展，使中膜分离，造成主动脉真、假两腔分离的一种病理改变。

2. 病因

（1）高血压一直被认为是主动脉夹层的重要病因。

（2）主动脉粥样硬化。

（3）遗传因素和结缔组织疾病。

（4）先天性心血管疾病。

（5）怀孕。

（6）损伤。

（7）罕见因素：梅毒、心内膜炎、系统性红斑狼疮等。

3. 临床表现

（1）疼痛：在急性期突发前胸后背或腹部剧烈疼痛，多为撕裂样或刀割样，呈持续性，难以忍受。

（2）高血压：95%以上的患者可伴有高血压，却出现脸色惨白、尿量减少、四肢冰冷等外周灌注不良的表现。

（3）破裂症状：患者很快处于休克或临终状态。

（4）主动脉瓣关闭不全：严重时有急性左心衰的表现，如呼吸困难，咳粉红色泡沫痰等。

4. 治疗方法　保守治疗、介入治疗和外科手术治疗。

（1）非手术疗法：控制疼痛，降低血压及心室收缩速率，防止夹层进一步扩展和破裂。

（2）手术治疗：主动脉夹层腔内隔绝术，人工血管移植术。

二、特殊检查或特殊治疗沟通重点

CTA 检查：

1. 检查目的　主动脉夹层的首选检查方法，能准确发现病变的范围及诸动脉分支的受累情况，并可发现内膜破裂口、心包和胸腔积液等继发病变。

2. 检查方法　通过造影剂在 CT 机下观察主动脉的情况。

3. 检查适应证　血管疾病。

4. 检查前注意事项　①询问有无禁忌证及过敏史；②告知外出转送危险并家属签字；③有家属陪同，危重患者需专人护送。

5. 检查后注意事项　①检查后可正常进食；②多饮水，及早将造影剂排出体外。

三、用药指导

硝普钠注射液：快速、短效静脉血管扩张剂。

1. 适应证　用于高血压急症，如高血压危象、高血压脑病、恶性高血压、嗜铬细胞瘤手术前后阵发性高血压等的紧急降血压，也用于外科麻醉期间进行控制性降压，用于急性心力衰竭，包括急性肺水肿。

2. 用法用量　成人常用量静脉滴注，开始每分钟按体重 $0.5\mu g/kg$，根据治疗反应以每分钟 $0.5\mu g/kg$ 递增，逐渐调整剂量，常用剂量为每分钟按体重 $3\mu g/kg$。极量为每分钟按体重

10μg/kg。总量为按体重3.5mg/kg。

3. 不良反应

（1）血压下降过快过剧，可出现眩晕、大汗、头痛、肌肉抽搐、神经紧张或焦虑、烦躁、胃痛、反射性心动过速或心律不齐，症状的发生与静滴给药速度有关，与总量关系不大。

（2）头痛：于用药后立即发生，可为剧痛或呈持续性。

（3）低血压反应：恶心、呕吐、虚弱、出汗、苍白和虚脱。

4. 注意事项

（1）下列情况慎用：脑血管或冠状动脉供血不足；麻醉中控制性降压时，应先纠正贫血或低血容量；脑病或其他颅内压增高；肝、肾功能不全；甲状腺功能过低；肺功能不全；维生素B_{12}缺乏。

（2）本品不可静脉注射，应缓慢点滴或使用微量输液泵。

（3）在用药期间，应经常监测血压，急性心肌梗死患者使用本品时需监测肺动脉舒张压或嵌压。

（4）药液有局部刺激性，谨防外渗。

（5）如静脉滴注已达每分钟10μg/kg，经10分钟降压仍不满意，应考虑停用本品。

（6）左心衰竭伴低血压时，应用本品需同时加用心肌正性肌力药，如多巴胺或多巴酚丁胺。

四、心理指导

1. 患者突然发病并有剧烈的撕裂样疼痛，监护室的设备、仪器以及绝对卧床休息使患者产生极度恐惧和焦虑，而情绪的波动可使心率加快，血压升高，不利于病情稳定。

2. 创造安静、舒适的环境，做好安慰和解释工作，疼痛剧烈给予镇痛剂，烦躁不安时给镇静剂，解除紧张和疑虑，减少探视使患者生理、心理处于最佳状态，配合治疗护理。

五、转科指导

1. 评估患者的病情、自理能力、合作程度及心理状态。

2. 家属签署患者转运知情同意书,做好急诊绿色通道的优先原则介绍。

3. 做好转科前的准备工作。

(1) 立即做好术前准备:备皮、抽血、备血、导尿及各种皮试、更衣等。

(2) 遵医嘱迅速建立静脉通道,可根据病情遵医嘱给予镇痛药。

(3) 体位与休息:绝对卧床休息、暂停翻身,避免情绪激动,不随意搬动患者,防止夹层破裂。保证充足的睡眠,有助于控制血压。

(4) 住院证的办理、相关资料的复印,电话通知手术室(心外科、血管科)和电梯做好接收患者的充分准备。

(5) 患者转科前的健康指导,术前准备和保守治疗的注意事项。

4. 安全护送。

(1) 备齐抢救药品、物品。

(2) 吸氧,静脉输液通畅,管路安全固定。

(3) 严密监测生命体征,观察意识、瞳孔。

(4) 必须由 1 名医生、1 名护士和 1 名护工护送。

第四节　急性心肌梗死的急救护理

一、疾病知识

1. 定义　心肌梗死是心肌长时间缺血导致的心肌细胞死亡。

为在冠状动脉病变的基础上，发生冠状动脉血供急剧减少或中断，使相应心肌严重而持续的急性缺血导致心肌细胞死亡，可发生心律失常、休克或心力衰竭，属急性冠脉综合征（ACS）的严重类型。

2. 病因

（1）不稳定冠脉粥样硬化斑块破溃，继而出血和血栓形成，使血管腔完全闭塞。

（2）饱餐特别是进食多量高脂饮食后，血脂增高、血黏度增高。

（3）重体力活动、情绪激动、血压剧升或用力排便。

（4）休克、脱水、出血、外科手术或者严重心律失常。

3. 临床表现

（1）先兆表现：乏力、胸部不适、烦躁、心悸、气急、心绞痛等，心绞痛发作频繁，程度重，时间长，含硝酸甘油无效。

（2）症状：①疼痛：最早出现的最突出症状，为心前区压榨样、憋闷感或缩窄样的疼痛，常放射至左肩、左背，可持续数小时或数天，休息和服用硝酸甘油不缓解。②心律失常：24小时内最多见，以室性心律失常最常见，室颤常为急性心肌梗死早期的主要死因。③胃肠道症状：疼痛剧烈时常伴恶心、呕吐、上腹胀痛。④心力衰竭：主要为急性左心衰，表现为端坐呼吸、咳嗽咳痰、烦躁等。⑤心源性休克：为广泛心肌坏死、心排血量急剧下降所致，表现为烦躁不安、面色苍白、皮肤湿冷、大汗淋漓、意识不清甚至晕厥。

4. 治疗方法

（1）药物治疗。

（2）早期再灌注治疗：①溶栓治疗；②急诊经皮冠状动脉腔内成形术（急诊PCI）；③急诊冠状动脉搭桥术（急诊CABG）。

二、用药指导

1. **拜阿司匹林** 主要作用——抗血小板聚集。

(1) 适应证：不稳定型心绞痛、急性心肌梗死、预防心肌梗死复发、动脉血管手术后。

(2) 用法用量：不可空腹服用，宜在饭后温水送服，整片吞服或嚼服，100mg/d。

(3) 不良反应：①胃肠道反应，包括恶心、呕吐、腹泻；②出血，可引起贫血、黑便；③引起痛风发作。

(4) 注意事项：①用药过程中注意观察有无出血倾向；②遵医嘱按时按量服用药物。

2. **硝酸酯制剂** 主要作用——扩张血管。

(1) 适应证：冠心病、心力衰竭、高血压危象及围术期高血压。

(2) 用法用量：①硝酸甘油：舌下含服，0.25~0.5mg；静脉滴注，5mg加入5%葡萄糖或者0.9%氯化钠中静脉滴注，开始剂量为5μg/min，每3~5分钟增加5μg/min。②硝酸异山梨酯：舌下含服，5mg。③单硝酸异山梨酯：口服，每次20mg。

(3) 不良反应：①头痛、潮红；②偶有眩晕、虚弱、心悸和其他体位性低血压的表现；③治疗剂量时容易引起低血压，表现为恶心、呕吐、虚弱、出汗、苍白、身体虚弱；④心动过速。

(4) 注意事项：①用药后观察患者的胸痛情况是否缓解。②硝酸甘油静滴应控制速度，患者和家属不可擅自调节滴数，以防低血压发生。③告知患者用药后可出现面部潮红、头部胀痛、头晕、心动过速、心悸等不适，是用药后血管扩张所致，停药后症状可消除，解除患者顾虑。④避光、密封阴凉处保存，硝酸甘油滴注的过程中注意避光。⑤使用过程中严密观察患者生命体征的变化，尤其是血压。

三、心理护理

1. 疼痛发作时应有专人陪伴,允许患者表达内心感受,给予心理护理,鼓励患者战胜疾病的信心。

2. 向患者讲明住进CCU后病情的任何变化都在医护人员的严密监护下并能得到及时的治疗,最终会转危为安,以缓解患者的恐惧心理。

3. 简明扼要地解释疾病过程与治疗配合,说明不良情绪会增加心肌耗氧量而不利于病情的控制。

4. 医护人员工作应紧张有序,避免忙乱而带给患者不信任感和不安全感。

5. 将监护仪的报警声尽量调低,以免影响患者休息,增加患者的心理负担。

6. 烦躁不安者可肌注地西泮注射液使患者镇静。

四、转科指导

1. 评估患者的病情、自理能力、合作程度及心理状态。

2. 家属签署患者转运知情同意书,做好急诊绿色通道的优先原则介绍。

3. 做好转科前的准备工作,如住院证的办理、相关资料的复印,电话通知心内科CCU和电梯做好接收患者的充分准备。

4. 安全护送。

(1) 备齐抢救药品、物品(心电监护仪、除颤仪)。

(2) 吸氧,静脉输液通畅,管路安全固定。

(3) 严密监测心电监护及时发现心率和心律的变化。

(4) 必须由1名医生、1名护士和1名护工护送。

五、出院指导

1. 根据自身情况,选择合适的运动方式(步行、体操、太极拳等),适当进行体力活动和锻炼,可促进血液循环,恢复体力,改善心功能。活动应循序渐进,如运动过程中出现面色苍白、呼吸困难、心悸气短、脉搏增快、胸闷胸痛等不适症状,应停止活动并及时就诊。

2. 合理调整饮食,以清淡易消化为宜,多进食新鲜水果、蔬菜和高纤维食物,养成良好的饮食习惯,少食用高脂、高胆固醇食物。忌烟、酒、咖啡、浓茶、辛辣等刺激性食物。

3. 养成有规律的起居生活习惯,保持情绪稳定。避免各种诱因,建议患者家属积极参与康复指导,帮助患者正确面对疾病,树立战胜疾病的信心和勇气。

4. 保持大便通畅。过度用力排便使心脏负荷明显增加,加重心脏缺氧而容易发生意外。必要时给予药物通便。

5. 按时服药,定期检查。随身携带硝酸甘油片以备急用,如出现心绞痛发作次数增加,持续时间延长,疼痛程度加重,含服硝酸甘油片无效时,应急呼"120"救助及时就诊。

第五节 急性脑卒中的急救护理

一、疾病知识

1. 定义 是由于脑部血管突然破裂或因血管阻塞导致血液不能流入大脑而引起脑组织损伤的一组疾病,包括缺血性和出血性卒中。

2. 病因

(1)血管性危险因素。

（2）性别、年龄、种族等因素。

（3）不良生活方式，如吸烟、不健康的饮食、肥胖、缺乏适量运动、过量饮酒和高同型半胱氨酸；患者自身存在的基础疾病如高血压、糖尿病和高脂血症。

3. 临床表现

（1）一侧脸部、手臂或腿部突然感到无力麻木或突然发生口眼㖞斜、半身不遂，猝然昏仆、不省人事。

（2）意识不清、说话或理解困难，单眼或双眼视物困难。

（3）行走困难、眩晕、失去平衡或协调能力。

（4）无原因的严重头痛、昏厥等。

4. 神经功能障碍分类　根据脑动脉狭窄和闭塞后神经功能障碍的轻重和症状持续时间，分4种类型。

（1）短暂性脑缺血发作（TIA）：颈内动脉缺血表现，如突然肢体运动和感觉障碍、失语，单眼短暂失明等，少有意识障碍。椎动脉缺血表现，如眩晕、耳鸣、听力障碍、复视、步态不稳和吞咽困难等。

（2）可逆性缺血性神经功能障碍（RIND）：与TIA基本相同，但神经功能障碍持续时间超过24小时，脑部可有小的梗死灶，大部分为可逆性病变。

（3）脑卒中预兆：①头晕，特别是突然感到眩晕。②肢体麻木，突然感到一侧面部或手脚麻木，舌麻、唇麻。③暂时性吐字不清或讲话不灵。④肢体无力或活动不灵。⑤与平时不同的头痛。⑥不明原因突然跌倒或晕倒。⑦短暂意识丧失或个性和智力的突然变化。⑧全身明显乏力，肢体软弱无力。⑨恶心呕吐或血压波动。⑩整天昏昏欲睡，处于嗜睡状态。⑪一侧或某一侧肢体不自主地抽动。⑫双眼突感一时看不清眼前出现的事物。

（4）完全性卒中（CS）：症状较TIA和RIND严重，不断恶化，常有意识障碍。脑部出现明显的梗死灶。

5. 治疗方法　药物治疗、溶栓治疗、手术治疗。

二、用药指导

（一）尿激酶

主要作用为抗血小板聚集，预防血栓形成。

1. 适应证　急性期脑血管栓塞、急性广泛性肺栓塞、冠状动脉栓塞、急性心肌梗死、视网膜动脉栓塞和髂-股静脉血栓形成者、人工心脏瓣膜手术后预防血栓形成。

2. 用法用量　静脉滴注，尿激酶100万~150万U溶于生理盐水100~200ml，持续静脉滴注30分钟。

3. 不良反应　①使用剂量较大时，少数患者可能有出血现象。②少数患者可出现过敏反应。③发热。

4. 注意事项　①严密监测生命体征和神经功能变化；②用药过程中注意观察有无出血倾向。

5. 禁忌证　①既往有颅内出血；②近3个月内有脑梗死和心肌梗死史；③严重心、肝、肾功能不全和严重糖尿病患者；④体检发现有活动性出血或外伤（如骨折）；⑤已口服抗凝药INR>1.5，48小时内接受过肝素治疗（APTT超出正常范围），血小板计数低于100×10^9/L，血糖<2.7mmol/L，血压：收缩压>180mmHg,舒张压>100mmHg；⑥妊娠。

（二）拜阿司匹林

主要作用为抗血小板聚集。

1. 适应证　不稳定型心绞痛、急性心肌梗死、预防心肌梗死复发、动脉血管手术后。

2. 用法用量　不可空腹服用，宜在饭后温水送服，整片吞服或嚼服，100mg/d。

3. 不良反应　①胃肠道反应：恶心、呕吐、腹泻；②出血：贫血、黑便；③引起痛风发作。

4. 注意事项 ①用药过程中注意观察有无出血倾向；②遵医嘱按时按量服用药物。

三、手术治疗

1. 颈动脉内膜切除术 适用颈内动脉颅外段严重狭窄（狭窄程度超过70%），狭窄部位在下颌骨角以下，手术可及者。颈内动脉完全性闭塞24小时以内亦可考虑手术，闭塞超过24~48小时，已发生脑软化者，不宜手术。

2. 颅外-颅内动脉吻合术 对预防TIA发作效果较好。可选用颞浅动脉-大脑中动脉吻合、枕动脉-小脑后下动脉吻合、枕动脉-大脑后动脉吻合术等。

四、特殊检查或特殊治疗沟通重点

1. CT检查 是目前诊断出血性脑卒中最安全、可靠的检查手段，可直观反映血肿的形态、扩展方向、破入脑室的程度及其导致脑水肿、脑结构移位的情况。

2. 脑血管造影（MRI） 显示不同部位脑动脉狭窄、闭塞或扭曲。颈动脉起始段狭窄时，造影摄片时应将颈部包含在内。

3. 头颈部磁共振血管造影（MRA）或高分辨磁共振成像（HRMRI） HRMRI可以显示颈动脉全程，对粥样斑块病理成分的分析更有助。

4. 颈动脉B型超声检查和经颅多普勒超声（TCD）探测为无创检查，可作为诊断颈内动脉起始段和颅内动脉狭窄、闭塞的筛选手段。

五、心理指导

1. 积极主动地给予患者心理疏导，安慰患者，消除不良情绪刺激。

2. 与患者进行交谈，采取倾听、疏导、启发、劝解等方法，为患者提供情感支持。

3. 指导患者进行肢体的摆放到翻身、坐立、坐到站、站立平稳、步行训练等，培养患者良好的行为习惯，坚持训练、积极配合治疗，就会取得良好的康复效果。

六、转科指导

1. 评估患者的病情、自理能力、合作程度及心理状态。

2. 家属签署患者转运知情同意书，做好急诊绿色通道的优先原则介绍。

3. 做好转科前的准备工作，如住院证的办理、相关资料的复印，电话通知神经内科和电梯做好接收患者的充分准备。

4. 患者转科前的健康指导，术前准备和保守治疗的注意事项。

5. 安全护送

（1）备齐抢救药品、物品。

（2）吸氧，静脉输液通畅，管路安全固定。

（3）严密监测生命体征、观察意识、瞳孔和肢体活动等情况，做好血压及心电监护。

（4）必须由1名医生、1名护士和1名护工护送。

第六节　急性呼吸衰竭的急救护理

一、疾病知识

1. 定义　是指各种原因引起的肺通气和/或肺换气功能严重障碍，以致在静息状态下不能维持足够的气体交换，导致低氧血症伴（或不伴）高碳酸血症，进而引起一系列病理生理改变和相应临床表现的综合征。

2. 病因

（1）呼吸道阻塞性病变：引起通气不足，发生缺氧和二氧化碳潴留。

（2）肺组织病变：可引起肺容量、通气量、有效弥散面积减少。

（3）肺血管疾病：肺血管栓塞、肺梗死等，使部分静脉血流入肺静脉，发生缺氧。

（4）胸廓与胸膜病变：影响胸廓活动和肺脏扩张，导致通气减少，吸入气体不匀，影响换气功能。

（5）神经、肌肉疾病：脑血管病变、脑炎、脑外伤、药物中毒等直接或间接抑制呼吸中枢；重症肌无力，损害呼吸动力引起通气不足。

3. 分类

（1）按动脉血气分析分类

①Ⅰ型呼吸衰竭：缺氧无 CO_2 潴留。

②Ⅱ型呼吸衰竭：缺氧和 CO_2 潴留的程度是平行的，缺氧更为严重。

（2）按病程分类

①急性呼衰：是指引起通气或换气功能严重损害，如脑血管意外、药物中毒抑制呼吸中枢、呼吸肌麻痹、肺梗死、ARDS等，如不及时抢救，会危及患者生命。

②慢性呼衰：多见于慢性呼吸系统疾病，如慢性阻塞性肺病、重度肺结核等，虽有缺氧，或伴 CO_2 潴留，但通过机体代偿，仍能从事日常活动。

4. 临床表现

（1）呼吸困难：是呼吸衰竭最早出现的症状。

（2）发绀：是缺氧的典型症状。

（3）精神神经症状：意识淡漠、肌肉震颤或扑翼样震颤、间歇抽搐、昏睡甚至昏迷等，则提示发生肺性脑病。

（4）循环系统症状：引起肺动脉高压，诱发右心衰。

5. 治疗方法　药物治疗、氧气治疗、机械通气、抗感染治疗。

二、特殊检查沟通重点

1. 血气分析　静息状态吸空气时动脉血氧分压（PaO_2）<8.0kPa（60mmHg）、动脉血二氧化碳分压（$PaCO_2$）>6.7kPa（50mmHg）为Ⅱ型呼吸衰竭，单纯动脉血氧分压降低则为Ⅰ型呼吸衰竭。

2. 痰液检查　痰涂片与细菌培养的检查结果，有利于指导用药。

3. 肺功能检查　有助于判断原发疾病的种类和严重程度。

4. 胸部影像学检查　X线胸片、胸部CT、磁共振。

5. 纤维支气管镜检查　明确大气道情况和病理学证据具有重要意义。

三、用药指导

1. 呼吸兴奋剂　主要作用为兴奋呼吸、改善通气。

（1）适应证：①高碳酸血症；②服用安眠药抑制呼吸；③睡眠呼吸暂停综合征；④特发性肺泡低通气综合征。

（2）用法用量：可皮下、肌内、静脉注射给药，成人剂量为0.25~0.5g/次，极量为1.25g/次，小儿剂量75~175mg/次，可静脉滴注，5%葡萄糖500ml+尼可刹米4~8支（0.375g/支），20~30滴/分。

（3）不良反应：①面部刺激症、烦躁不安、肌肉抽搐、恶心、呕吐，大剂量时可出现多汗、恶心、血压升高、心动过速、心律失常、肌肉震颤、僵直等。②中毒时可出现惊厥,继之则中枢抑制。

(4)禁忌证

①已应用机械通气的患者。

②由气道阻塞、胸廓畸形、呼吸肌无力、气胸等引起的呼吸衰竭。

③弥漫性肺纤维化、哮喘、肺栓塞、神经肌肉功能障碍所致的呼吸衰竭。

④脑缺氧、脑外伤、脑水肿等诱发的惊厥发作。

(5)注意事项

①应在保持呼吸道通畅、减轻呼吸肌阻力的前提下使用。

②应用在抢救呼吸衰竭时,除针对病因外应采取综合措施,包括控制呼吸道感染、消除呼吸道阻塞、适当给氧、纠正酸碱失衡和电解质紊乱及人工呼吸机的应用。

③严密观察药物是否有效,有无中毒。

④持续应用会产生耐药现象,一般应用3~5天,或给药12小时,间歇12小时。

⑤对大脑皮质、血管运动中枢和脊髓有较弱的兴奋作用,应注意。

2. 利尿剂 主要作用为利尿。

(1)适应证:①水肿患者;②高血压患者;③肾功能衰竭患者。

(2)用法用量:静脉注射,治疗急性左心衰竭时,起始40mg静脉注射,必要时每小时追加80mg。

(3)不良反应

①常见者与水、电解质紊乱有关,尤其是大剂量长期使用时,如体位性低血压、休克、低血钾、低氯血症、低钙血症引起的口渴、乏力、肌肉酸痛、心律失常等。

②少见者有过敏反应。

③大剂量静脉注射可有耳鸣、听力障碍等。

(4) 禁忌证：孕妇及哺乳期的妇女禁用，本品可通过胎盘屏障致胎儿肾盂积水，流产和胎儿死亡率升高。

(5) 注意事项

①正确使用利尿剂，注意药物的不良反应：利尿剂最主要的不良反应是低钾血症，从而诱发心律失常和洋地黄中毒，低血钾表现为乏力、腹胀、肠鸣音减弱，心电图 U 波增高。

②服用利尿剂时要多补充含钾的食物，如鲜橙汁、西红柿、柑橘、香蕉、枣、杏、无花果、马铃薯、深色蔬菜等。

③口服补钾宜在饭后，以减轻胃肠道的不适。

④利尿剂选择的时间应该在早晨或者日间，避免夜间排尿过勤影响患者休息。

四、心理护理

1. 意识清醒的患者，应多与其交谈，了解患者心理动态，以耐心、细致的护理工作取得患者的信任和合作。

2. 向患者和家属解释治疗的目的、过程和手续，鼓励缓慢深呼吸，以协助患者放松，指导呼吸锻炼，教会患者有效咳嗽、叩击排痰、体位引流、缩唇呼吸法、腹式呼吸法，尽量减少外在环境和不必要的刺激。

3. 在家属的配合下，帮助患者克服不良情绪，树立战胜疾病的信心。

五、转科指导

1. 评估患者的病情、自理能力、合作程度及心理状态。

2. 家属签署患者转运知情同意书，做好急诊绿色通道的优先原则介绍。

3. 做好转科前的准备工作，如住院证的办理、相关资料的复印，电话通知呼吸科和电梯做好接收患者的充分准备。

4. 安全护送。

（1）备齐抢救药品、物品（心电监护仪、除颤仪）。

（2）氧疗护理：持续低流量、低浓度给氧，氧流量 1~2L/min，浓度在 25%~29%，防止肺性脑病。

（3）静脉输液通畅，管路安全固定。

（4）严密监测心电监护波形，及时发现心率和呼吸的变化。

（5）必须由 1 名医生、1 名护士和 1 名护工护送。

第七节　消化道大出血的急救护理

一、疾病知识

1. 定义　消化道大出血是指 Treitz 韧带以上的消化道，包括口腔、咽、食管、胃、十二指肠和胰胆等病变引起的出血，以及胃空肠吻合术后的空肠病变所致的出血。

2. 病因

（1）上消化道出血的原因：通常有食管、胃及十二指肠的溃疡和黏膜糜烂导致的出血。

（2）下消化道出血的常见原因：Treitz 韧带以下的消化道出血。

3. 临床表现

（1）呕血与黑便：急性大量出血多数表现为呕血；慢性小量出血则以粪便潜血阳性表现；呕血的颜色是鲜红色。黑粪或柏油样粪便表示出血部位在上消化道。

（2）失血性周围循环衰竭：临床上可出现头昏、心悸、恶心、口渴、黑矇或晕厥，精神萎靡、烦躁不安，甚至反应迟钝、意识模糊、脉搏细数（120次/分以上）、收缩压低于80mmHg，甚至呈休克状态。

（3）贫血和血常规改变：血红蛋白测定、红细胞计数、血细胞压积可帮助估计失血的程度。

（4）氮质血症：上消化道大出血后数小时血尿素氮增高，1~2天达高峰，3~4天内降至正常。

4. 治疗方法　药物治疗、气囊压迫治疗、内镜治疗、手术治疗、介入治疗。

二、一般状况和生命体征沟通重点

1. 失血量的估计　对进一步处理极为重要。一般每日出血量在5ml以上，大便色不变，但隐血试验就可以为阳性，50~100ml以上出现黑粪。以呕血、便血的数量作为估计失血，可以根据血容量减少导致周围循环的改变，作出判断。

失血量少，在400ml以下，血容量轻度减少，可无自觉症状。当出现头晕、心慌、冷汗、乏力、口干等症状时，表示急性失血在400ml以上；如果有晕厥、四肢冰凉、尿少、烦躁不安时，表示出血量大，失血至少在1200ml以上；若出血仍然继续，除晕厥外，尚有气短、无尿，此时急性失血已达2000ml以上。

2. 体温　发热可能是失血性周围循环衰竭引起体温调节中枢功能障碍所致。

3. 脉搏和血压改变　是失血程度的重要指标。急性消化道出血时血容量锐减，最初的机体代偿功能是心率加快，当大量出血时，脉搏快而弱（或脉细弱），脉搏增至100~120次/分以上，失血估计为800~1600ml；脉搏细微，甚至扪不清时，失血已达1600ml以上，休克早期血压可以代偿性升高，随着出血量增加，血压逐渐下降，可降至零，进入失血性休克状态。

三、判断是否继续出血

有下列表现,应认为有继续出血。

1. 反复呕血、黑粪次数及量增多,或排出暗红以至鲜红色血便。
2. 胃管抽出物有较多新鲜血。
3. 在24小时内经积极输液、输血仍不能稳定血压和脉搏,一般状况未见改善;或经过迅速输液、输血后,中心静脉压仍在下降。
4. 血红蛋白、红细胞计数与红细胞压积继续下降,网织细胞计数持续增高。

四、特殊检查的沟通重点

1. X线钡剂检查仅适用于出血已停止和病情稳定的患者,其对急性消化道出血病因诊断的阳性率不高。
2. 胃镜检查一般在出血后48小时内进行,提高出血病因诊断的准确性。
3. 血管造影。
4. 放射性核素显像,是静脉注射锝－99m胶体后做腹部扫描,以探测标记物从血管外溢的证据,可起到初步的定向作用。

五、用药指导

1. **血管加压素** 主要作用是收缩内脏血管。
(1) 适应证:食管、胃底静脉曲张破裂大出血和尿崩症的治疗。
(2) 用法用量:0.2U/min 静脉持续滴注,可逐渐增加剂量至 0.4U/min。
(3) 不良反应:腹痛、血压升高、心律失常、心绞痛。

（4）注意事项

①用药过程中注意观察有无腹痛、心悸、胸痛。

②遵医嘱使用药物,滴注速度应缓慢、准确,防止药物外渗,告知患者和家属不可擅自调节滴数。

③严密观察患者生命体征的变化和止血效果。

2. 生长抑素　主要作用是减少门脉及其侧支循环血流量。

（1）适应证：①食管、胃底静脉曲张破裂大出血；②胰腺外科术后并发症的预防和治疗；③胰、胆和肠瘘的辅助治疗；④糖尿病酮症酸中毒的辅助治疗。

（2）用法用量：静脉给药（静脉注射或静脉滴注）。首先缓慢静脉推注 0.25mg（用 1ml 生理盐水配制）作为负荷量,而后立即以 0.25mg/h 的速度持续静脉滴注给药。当出血停止后（一般在 12~24 小时内）,继续用药 48~72 小时,以防再次出血。通常的治疗时间是 120 小时。

（3）不良反应：少数病例用药后出现恶心、呕吐、眩晕、面部潮红。

（4）注意事项

①用药后观察患者的呕血、黑便情况。

②生长抑素静滴应控制速度,患者和家属不可擅自调节滴数,以防引起恶心、呕吐。

③在连续给药的过程中应不间断地输入,换药间隔最好不超过 3 分钟。有可能时,可通过输液泵给药。

（5）禁忌证：对本品过敏者禁用。

六、特殊治疗沟通重点

1. 一般治疗

①卧床休息：侧卧、保持患者呼吸道通畅,避免呕血时引起窒息。

②观察神色和肢体皮肤是冷湿或温暖。

③记录血压、脉搏、出血量及每小时尿量,保持静脉通路并测定中心静脉压。

④大量出血者宜禁食,少量出血者可适当进流食。

⑤出血后常有发热,一般无需使用抗生素。

2. 上消化道出血的治疗 补液、输血治疗。

(1)补充血容量和纠正水、电解质、酸碱平衡失调。

(2)胃内降温:以 10~14℃冰水反复灌洗胃腔而使胃降温。

(3)口服止血剂:去甲肾上腺素 8mg 加于冰盐水 150ml 分次口服,可使出血的小动脉强烈收缩而止血。

(4)抑制胃酸分泌和保护胃黏膜。

①H_2 受体拮抗剂:甲氰咪胍有抑制胃酸提高胃内 pH 的作用。

②质子泵抑制剂:奥美拉唑,大量出血时可静脉注射,一次 40mg。

(5)内镜治疗:包括曲张静脉套扎术、硬化剂治疗、止血夹子法、物理凝固法(内镜下对出血灶加温或冷冻、凝固出血点)。

①目的:可使局部胃壁痉挛,出血周围血管收缩,促使血液凝固达到止血目的。

②方法:高频电灼血管止血。

③药物:局部喷洒 5% Monsell 液(碱式硫酸铁溶液)。

(6)气囊压迫:是暂时控制出血的非手术治疗方法。

并发症:①呼吸道阻塞和窒息;②食管壁缺血、坏死、破裂;③吸入性肺炎。

(7)经颈内静脉门腔分流术(TIPS):治疗胃食管静脉曲张破裂出血和腹水等门脉高压并发症。

(8)手术治疗

①食管胃底静脉曲张出血：如经过输血、药物止血、三腔管、硬化剂及栓塞仍不能控制出血者，应做紧急静脉曲张结扎术。

②溃疡病出血：适用于持续出血超过48小时，24小时内输血1500ml仍不能纠正血容量，血压不稳定；保守治疗期间发生再出血者。内镜下发现有动脉活动出血等，死亡率高达30%，尽早外科手术。

③肠系膜上动脉血栓形成或动脉栓塞。

3．下消化道出血的治疗

（1）一般治疗

①绝对卧位休息，禁食或低渣饮食，必要时给予镇静剂。经静脉或肌内途径给予止血剂。

②严密观察血压、脉搏、尿量。注意腹部情况，记录黑便或便血次数、数量。

③定期复查血红蛋白、红细胞计数、红细胞比容、尿常规、血尿素氮、肌酐、电解质、肝功能等。

（2）手术治疗：有下列情况时可考虑剖腹探查术：①活动性大出血并出现血流动力学不稳定，不允许做TCR－BCS、动脉造影或其他检查；②上述检查未发现出血部位，但出血仍在持续；③反复类似的严重出血。

（3）介入治疗：在选择性血管造影显示出血部位后，可经导管行止血治疗：①动脉内灌注加压素；②动脉栓塞。

（4）内镜治疗：方法有激光止血、电凝止血（包括单极和多极电凝）、冷冻止血、热探头止血以及对出血病灶喷洒肾上腺素、凝血酶、立止血等。

七、心理指导

1．消化道出血患者常有恐惧不安、紧张等，导致出血加重或再出血。

2. 应及时清除血迹，对患者和家属传授消化道出血相关知识，消除其恐惧和紧张心理。

八、转科指导

1. 评估患者的病情、自理能力、合作程度及心理状态。
2. 家属签署患者转运知情同意书，做好急诊绿色通道的优先原则介绍。
3. 做好转科前的准备工作。

（1）立即做好术前准备：抽血、备血、导尿及各种皮试、更衣等。

（2）遵医嘱迅速建立静脉通道，应用止血药物，诊断明确时可根据病情遵医嘱给予镇痛药。

（3）体位与休息：绝对卧床休息，避免情绪激动，防止出血加重，不随意搬动患者。

（4）住院证的办理、相关资料的复印，电话通知消化科和电梯做好接收患者的充分准备。

（5）患者转科前的健康指导，术前准备和保守治疗的注意事项。

4. 安全护送。

（1）备齐抢救药品、物品。

（2）保持呼吸道通畅，防止窒息。

（3）吸氧，静脉输液通畅，管路安全固定。

（4）严密监测生命体征，观察意识、瞳孔和出血情况。

（5）必须由1名医生、1名护士和1名护工护送。

第八节 急性心力衰竭的急救护理

一、疾病知识

1. 定义 心力衰竭是由于各种心脏结构及功能异常导致心室充血或射血能力低下而引起的一组临床综合征。

2. 病因 几乎所有类型的心脏、大血管疾病均可引起心力衰竭。

(1) 原发性的心肌损害：冠心病心肌缺血、心肌梗死、心肌炎、心肌病等均可导致心力衰竭。

(2) 心脏负荷过重：见于高血压、主动脉瘤狭窄、肺动脉高压、肺动脉瓣狭窄、心脏瓣膜关闭不全、左右心或动静脉分流性先天性心血管病，如间隔缺损、动脉导管未闭等。

(3) 诱因

①感染：呼吸道感染是最常见、最重要的诱因。

②心律失常：心房颤动最为常见。

③血容量增加：如摄入盐过多，静脉输入液体过多、过快等。

④过度体力劳累或者情绪激动。

⑤治疗不当：如不恰当停用利尿药或降压药。

⑥原有心脏病加重或并发其他疾病。

3. 临床表现

(1) 左心衰：表现为肺瘀血和心排出量降低。

症状：①呼吸困难：活动或体力劳动后心慌、气短，夜间阵发性呼吸困难，入睡后突然胸闷气急而憋醒，被迫坐起，呼吸深快，端坐呼吸。②咳嗽、咳痰和咯血：痰液呈白色泡沫状，偶有血丝。③头晕、心悸、乏力、疲倦。④少尿。

(2) 右心衰：表现为体循环瘀血。

症状：①呼吸困难：活动或体力劳动以后心慌、气短；②消化道症状：腹胀、纳差、恶心、呕吐。

(3) 全心衰：左心衰竭后肺动脉压力增高，使右心负荷过重，长时间后，右心衰竭也随之加重，即全心衰竭。

4. 治疗方法　强心利尿治疗。

二、特殊治疗沟通重点

心脏再同步化治疗

(1) 目的：治疗心脏的非同步收缩。

(2) 方法：通过植入三心腔起搏装置，用同步化方式刺激右房、右室和左室，恢复心脏的同步收缩。

(3) 适应证：非缺血性心肌病，左室射血分数小于等于35%、窦性心律、经长期最佳药物治疗心功能Ⅲ级或非卧床Ⅳ级、心室收缩不同步（QRS 间期大于等于 0.12 秒）的患者。

(4) 术前注意事项

①告知手术目的、方法、必要性及注意事项。

②签署手术知情同意书。

③术前进食清淡易消化饮食，进行皮肤清洁，训练床上排便。

(5) 术后注意事项

①术后患者平卧，术肢前臂限制活动，盐袋压迫伤口 6~8 小时。

②饮食及排便指导：术后进食清淡易消化、高蛋白、富含维生素及纤维素饮食，保持大便通畅，必要时遵医嘱使用开塞露。

③密切监测生命体征，重点观察心率、心律变化。

④使用利尿药期间，严密观察尿量，控制输液速度，加强患者皮肤护理。

⑤术后避免用力咳嗽、向术侧翻身,防止起搏电极脱位。
⑥定期复查心电图及心脏彩超,随访患者心功能恢复情况。

三、用药指导

1. 地高辛　主要作用为强心。

(1) 适应证:①用于高血压、瓣膜性心脏病、先天性心脏病等急性和慢性心功能不全者;②用于控制伴有快速心室率的心房颤动、心房扑动患者的心室率及室上性心动过速。

(2) 用法用量:口服给药。目前采用维持量法给药:0.125~0.25mg,每日1次。

(3) 不良反应:洋地黄中毒。

①各类心律失常:最常见的为室性期前收缩,多为二联律或三联律。

②胃肠道反应:食欲下降、恶心、呕吐。

③神经系统症状:头痛、倦怠、视力模糊、黄视、绿视。

(4) 禁忌证:①任何强心苷制剂中毒;②室性心动过速、心室颤动;③梗阻性肥厚型心肌病;④预激综合征伴心房颤动和扑动。

(5) 注意事项

①严格按医嘱用药,预防洋地黄中毒。

②每次服药前要监测脉搏,若脉搏低于60次/分或节律不规则,应暂停给药。

③用药期间注意密切观察血压、心率、心律、心电图、电解质的变化。

④疑有中毒时,应做血药浓度监测。

2. 利尿剂　主要作用是利尿。

(1) 适应证:①水肿患者;②高血压患者;③肾功能衰竭患者。

(2）用法用量：静脉注射。治疗急性左心衰竭时，起始量为 40mg 静脉注射，必要时每小时追加 80mg。

（3）不良反应

①常见者与水、电解质紊乱有关，尤其是大剂量长期使用时，如体位性低血压、休克、低血钾、低氯血症、低钙血症引起的口渴、乏力、肌肉酸痛、心律失常等。

②少见者有过敏反应。

③大剂量静脉注射可有耳鸣、听力障碍等。

（4）禁忌证：孕妇及哺乳期的妇女。本品可通过胎盘屏障致胎儿肾盂积水，流产和胎儿死亡率升高。

（5）注意事项

①正确使用利尿剂，注意药物的不良反应：利尿剂最主要的不良反应是低钾血症，从而诱发心律失常和洋地黄中毒，低血钾的反应有乏力、腹胀、肠鸣音减弱、心电图 U 波增高。

②服用利尿剂时要多补充含钾的食物，如鲜橙汁、西红柿、柑橘、香蕉、枣、杏、无花果、马铃薯、深色蔬菜等。

③口服补钾宜在饭后，以减轻胃肠道的不适。

④利尿剂选择的时间应该在早晨或者日间，避免夜间排尿过勤影响患者休息。

四、心理指导

1. 窒息感使患者极其恐惧，交感神经系统兴奋性增高，加重呼吸困难，医护人员抢救过程中必须保持镇静，动作稳、准、快、忙而不乱，给患者信任与安全感。

2. 勿在患者面前讨论病情，必要时留陪护，护士与家属密切接触，提供情感支持。

五、出院指导

1. 环境指导　提供一个安静、舒适、温湿度适宜的环境。保持室温在20~24℃、湿度50%~60%为宜。

2. 活动指导　注意劳逸结合，睡眠充足。根据心功能安排活动量，运动的时间和强度要循序渐进，以有氧运动为主，如散步、打太极拳、做操等，以心率增加10~20次/分为宜。

3. 饮食指导　给予低热量、低胆固醇、低动物脂肪、低盐、清淡易消化的饮食，并多食水果和富含粗纤维的食物，少食多餐，限制进水，每日限制在1500ml以内，鼓励患者戒烟忌酒。

4. 用药指导　必要时遵医嘱服用药物，告知患者不能自行减药或者停药。

（1）服用洋地黄药物时，注意洋地黄的毒性反应，每天服用前要测量脉搏（P<60次/分或节律不规则时，暂停服药）。

（2）服用利尿剂时，要观察尿量，同时注意补钾，含钾多的食物有香蕉、橘子、橄榄、菠菜、海带等。

5. 心理指导　保持情绪稳定，避免焦虑、抑郁、紧张及过度兴奋，以免加重心衰。

6. 行为指导　监测体重，如果发现体重持续增加（如2天增加2kg）应及时就诊。尽量少去公共场所，注意气候变化，增减衣服，防治呼吸道感染，如有不适及时就诊。

第九节　急性肾衰竭的急救护理

一、概述

急性肾衰竭是指各种原因引起的肾功能急骤、进行性减退而出现的临床综合征，主要表现为肾小球滤过明显降低所致的进行性氮质血症，以及肾小管重吸收和排泄功能低下所致的水电解质和酸碱失衡。引起急性肾衰竭的原因有以下几方面。

1. 肾前性衰竭　①急性血容量不足；②心排血量减少；③周围血管扩张；④肾血管阻力增加。

2. 肾实质性衰竭　①急性肾小管病变；②急性肾小球病变；③肾血管病变；④急性间质性肾炎。

3. 肾后性衰竭　①尿路梗阻；②双侧输尿管梗阻。

二、病情评估

1. 症状

（1）少尿期：尿量骤减或逐渐减少。主要表现有：①高氮质血症：当受损肾单位的总和未达到80%以上时，可不出现高氮质血症。根据血清尿素氮递增的速度将肾衰竭分为轻、中、重度。轻度每日递增<15mg，中度每日递增在15~30mg，重度每日递增>30mg。②高钾血症：血清钾>5.5mmol/L，称高钾血症。③酸中毒、低钠血症。④神经系统表现：嗜睡、头痛、烦躁及昏迷，可能与脑水肿有关。⑤消化系统症状：恶心、呕吐、厌食等，部分患者出现急性胃黏膜损伤而引起消化道出血。⑥贫血：急性肾衰竭中晚期常伴有贫血。

（2）多尿期：每日尿量可达4000ml甚至更多，多尿期早期（3~7天以内），尽管尿量增多但肾小管功能并未恢复，血尿素氮水平可继续上升。

（3）恢复期：尿量正常，尿毒症症候群消失，随意饮食下尿素氮、肌酐值在正常范围。

2. 检查

（1）尿比重与尿渗透压：正常尿比重为1.0150~1.025，当肾小管功能受损时，重吸收能力下降，尿比重降低。正常尿渗透压为40~120mOsm/（kg·H_2O），比尿比重更能反映肾脏浓缩和稀释功能。

（2）血尿素氮、肌酐：两者均为体内代谢产物，在肾功能下降50%左右时，才开始出现血浓度升高，因此不是反映肾脏早期受损的敏感指标。

（3）B超：对危重患者肾脏、尿路系统器质性改变的诊断和监护具有独特价值。

（4）尿路平片与静脉肾盂造影：可以显示肾脏大小、位置，有无结石、占位、尿路梗阻及尿路畸形等，静脉肾盂造影还可用于判断肾脏功能状态。

（5）CT和MRI：两者均有分辨率高和无创性优点，可以显示微小病灶，对肾功能不良者亦可以使用。

（6）肾穿刺活检：是获取肾脏标本的重要手段之一。大约20%的急性肾衰需要活检明确病因诊断。

三、急救护理

1. *病因治疗* 积极治疗原发病是抢救成功的关键，对肾前性肾衰者，可给予扩容、补充血容量、控制心衰以改善肾血流和肾功能。解除尿路梗阻有利于肾后性肾衰的缓解。

2. *少尿期的治疗*

（1）饮食：给予无盐低蛋白饮食，禁食含钾高的水果。

（2）限制入量：原则上量出为入，每日需液体量＝显性失水量（包括尿、大便、呕吐物、创口渗出液）+500ml（为不显性失水减去代谢内生水）。定期检查血红蛋白、血细胞比容、血钠及有无血液浓缩现象等，每日测量体重，监测中心静脉压，以了解血容量的情况，同时密切观察颈静脉是否怒张，下肢有无水肿等情况。

（3）纠正电解质平衡失调：①高血钾：是少尿期致死的主要原因。高钾导致心律失常时，应立即给予10%葡萄糖酸钙

20~30ml 缓慢静脉注射，存在传导阻滞时应用阿托品。其次是促进钾向细胞内转移，如用 5% 碳酸氢钠 100~200ml 静脉滴注，或 5%~10% 葡萄糖加胰岛素静脉滴注，还可应用排钾利尿剂如呋塞米、氢氯噻嗪等。血液透析或腹膜透析的效果较好。②高血镁：10% 葡萄糖酸钙 10ml 静脉注射，必要时 1~2 小时后重复，透析为治疗高血镁的主要方法。③代谢性酸中毒：常用碱性药物有 5% 碳酸氢钠、11.2% 乳酸钠。

（4）利尿剂的应用：可用大剂量的呋塞米以利尿，200~1000mg/d，分 4~6 次，稀释于 50% 葡萄糖中静脉滴注。

（5）预防和控制感染：加强呼吸道和口腔护理，选用合适的抗生素，即对肾脏无毒性、不主要经肾脏排出、在透析时不被透析出。

（6）血液透析治疗：是急性肾衰竭的重要治疗方法。

3. 多尿期的治疗

（1）饮食：仍需要控制蛋白质的摄入量。

（2）出入量平衡：初期不宜大量补水，因少尿期常有水钠潴留，多尿后期可发生脱水，应适当补充，补液量应比出液量少 500~1000ml，以保持水平衡。

（3）电解质监测：多尿期可发生高血钠及高血氯，应定期检查钾、钠、氯，发现异常及时调整。

4. 恢复期　此期的治疗原则是避免使用对肾脏有害的药物，不宜妊娠、手术，注意营养。

5. 急性肾衰竭紧急透析指征　①血钾≥7mmol/L；②二氧化碳结合力≤15mmol/L；③pH≤7.25；④血尿素氮>54mmol/L；⑤血肌酐>884μmol/L；⑥急性肺水肿。

第十节 产科出血的急救护理

一、概述

产后出血包括胎儿娩出后至胎盘娩出前、胎盘娩出至产后2小时以及产后2~24小时3个时期,多发生在前两期。产后出血为产妇重要死亡原因之一,在我国居首位。

引起产后出血的原因很多,包括:①精神过度紧张:有些产妇在分娩时精神过于紧张,导致子宫收缩力不好,是造成产后出血的主要原因。②胎盘滞留:也是造成大出血的原因之一,包括胎盘剥落不全、胎盘粘连等,都可造成大出血。③凝血功能障碍:产妇患有血液病、重症肝炎,必须高度注意。

二、病情评估

1. 症状 产后出血的主要临床表现为阴道流血过多,其临床表现亦有差异。

(1) 宫缩乏力:多在分娩过程中已有宫缩乏力,延续至胎儿娩出后,但也有例外。出血特点是胎盘剥离延缓,在未剥离前阴道不流血或仅有少许流血,胎盘剥离后因子宫收缩乏力使子宫出血不止。流出的血液能凝固。未能及时止血者,产妇可出现失血性休克表现:面色苍白、心慌、出冷汗、头晕、脉细弱及血压下降。检查腹部时往往感到子宫轮廓不清,摸不到宫底,系因子宫松软无收缩缘故。有时胎盘已剥离,但子宫无力将其排出,血液积聚于宫腔内,按摩推压宫底部,可将胎盘及积血压出。

(2) 软产道裂伤出血:特点是出血发生在胎儿娩出后,此点与子宫乏力所致产后出血有所不同。软产道裂伤流出的血液能自凝,若裂伤损及小动脉,血色较鲜红。

(3)凝血功能障碍：表现为血不凝，不易止血。

2．体征

（1）出血时间：从产后数日到1个月左右；剖宫产、子宫切口感染、坏死、裂开，多则于手术后20日左右；胎盘息肉出血可在产后数周至数月。

（2）出血方式：常反复出血，或量少而淋漓不止，或突然阴道大量出血，后者多见于剖腹产术后伤口感染裂开者，大多每次出血量在500ml以上，严重者可达2000～3000ml而致血脱；并发感染时，恶露臭、秽污、有低热。妇科检查子宫大而软，宫口松，血液来自宫腔，或有胎盘组织；血液检查，出血多时血红蛋白及红细胞总数下降，呈失血性贫血表现；合并感染时白细胞总数及中性粒细胞增高；B超检查，子宫腔内有残留组织及积血，子宫复旧不佳，或子宫肌壁裂开。

（3）血、尿常规，了解感染与贫血情况。宫腔分泌物培养或涂片检查。检查了解宫腔内有无残留物、子宫切口愈合状况等。若有宫腔刮出物或切除子宫标本检查，主要与生殖道肿瘤出血相鉴别。

三、急救护理

1．止血

（1）宫缩乏力性出血

①刺激子宫收缩：腹部按摩子宫是最简单有效地促使子宫收缩以减少出血的方法。出血停止后，还需间歇性均匀节律的按摩，以防子宫再度松弛出血。必要时可置一手于阴道前穹隆，顶住子宫前壁，另有一手在腹部按压子宫后壁，同时进行按摩。

②应用宫缩剂。

③无菌纱布填塞。

④结扎双侧子宫动脉上行支及髂内动脉。

以上措施均可保留子宫，保留生育功能。

⑤子宫切除是控制产科出血最有效的手段。各种止血措施无明显效果，出血未能控制，在输血、抗休克的同时，即行子宫次全或全子宫切除术。

（2）胎盘滞留或胎盘胎膜残留所致的出血：胎儿娩出后超过30分钟，虽经一般处理胎盘仍未剥离，或伴大出血者，应尽快徒手剥离胎盘。植入性胎盘不宜强行徒手剥离。出血多者，即行全子宫或次全子宫切除术。

（3）软产道损伤所致出血。

（4）凝血功能障碍所致出血，血液呈鲜红色，不凝固。

（5）子宫内翻：在全麻下试行经阴道子宫内翻复位术。

2. **防治休克** 发生产后出血时，应在止血的同时，酌情输液、输血，注意保温，给予适量镇静剂等，以防休克发生。出现休克后就按失血性休克抢救。输血量及速度应根据休克的程度及失血量而定，输血前可用平衡盐、低分子右旋糖酐、葡萄糖及生理盐水以暂时维持血容量。

3. **预防感染** 由于失血多，机体抵抗力下降，加之多有经阴道宫腔操作等，产妇易发生产褥感染，应积极防治。

4. 纠正贫血。

第十一节　开放性骨关节损伤的急救护理

一、疾病知识

1. **定义** 皮肤与关节囊破裂，关节腔与外界相通，多因由外向内的直接暴力造成，也可因骨折端的继发暴力穿破关节囊形成。

2. **病因** ①直接暴力因素；②继发暴力因素。

3. **临床表现** ①疼痛和压痛；②肿胀及瘀斑；③功能障碍。

4. 分类

（1）单纯关节囊损伤：为外力直接穿破关节囊引起。如为锐器穿刺伤，可只有小的创口，关节面不外露。钝性暴力伤，关节囊可广泛撕裂，关节面裸露，或因韧带撕裂合并关节脱位，关节腔可有积血、积液和异物存留。

（2）合并有骨折及关节面损伤：多为钝性暴力所致，关节腔可有明显积血、积液。

（3）关节内粉碎性骨折：为较大暴力直接打击所致。损伤广泛，可合并大血管损伤。

5. 治疗方法　①药物治疗；②清创术；③手术治疗。

二、用药指导

头孢霉素钠：主要作用为抑制细胞壁合成而产生杀菌作用。

1. 适应证　如呼吸道感染、尿路感染、皮肤软组织感染、败血症、骨髓炎、急性心内膜炎、脑膜炎、梅毒等。

2. 用法用量　肌注或静注，也可关节内注入，成人，2～6g/d。儿童，每日50～100mg/kg，分2～4次，以注射用水或生理盐水溶解供肌注；以生理盐水或5%～10%葡萄糖液20～30ml溶解，供缓慢静注，稀释后可静滴。关节囊闭合后仍应注入抗生素，必要时可以多次穿刺注射。

3. 不良反应　①可引起过敏反应，如皮疹及过敏性休克；②肌注部位疼痛；③偶有胃肠道反应，如恶心、呕吐等；④肝、肾功能轻度减退，丙氨酸氨基转移酶升高。

4. 注意事项

①使用本品前必须先询问药物过敏史，做皮试。

②治疗尿路以外的感染，应与丙磺舒合用，可抑制肾小管的排泄，以提高血中药物浓度。

③与青霉素类或氨基苷类抗生素联合应用，可产生协同作

用。但与氨基苷类联用时要注意肾功能的不良反应。

④ 不应与红霉素、卡那霉素、多黏菌素 B 及盐酸四环素、维生素 C、氨茶碱及抗组胺药等同时静滴,以免效价降低或发生混浊沉淀。

5. 禁忌证　凡青霉素皮试阳性或用过青霉素而曾发生过敏的患者以及曾发生其他药物过敏和过敏体质者。

三、特殊检查或特殊治疗沟通重点

X 线检查:具有成像清晰、经济、简便等优点。

1. 检查方法　X 线检查必须根据受检查者的具体情况、要求和临床需要而定。

2. 检查适应证　骨关节损伤。

3. 检查前注意事项　①对于不合作患者,如意识不清或烦躁不安的患者,给予镇静处理后方能检查;②除去检查部位体表金属及高密度物品,如耳环、发夹、项链等,以免造成伪影干扰;③育龄妇女需确定自己未怀孕并告知医生,方可进行检查。

四、心理护理

1. 大部分患者由于是瞬间事故造成,没有任何思想准备,伤口流血,骨折处疼痛、畸形,对疾病的轻重程度心中无数,产生害怕致残心理,使躯体和心理上都存在着严重的创伤。

2. 在急救过程中不但要重视"急的疾病",还应重视"急的心情",运用非语言交流手段,以从容的态度、熟练的技术、整洁的仪表、稳重的姿态,给予患者信任与安慰。

3. 安慰患者,提供周到的生活照顾,满足患者心理和基本生活需求。

4. 同时应同情关心患者家属,主动与其沟通,及时提供抢救信息,力求减轻患者家属的心理负担,取得理解与支持。

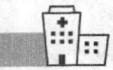

五、转科指导

1. 评估患者的病情、自理能力、合作程度及心理状态。
2. 家属签署患者转运知情同意书。
3. 做好转科前的准备工作。

（1）立即做好术前准备：备皮、抽血、备血、导尿及各种皮试、更衣等，与患者家属沟通，签手术知情同意书。

（2）遵医嘱迅速建立静脉通道，烦躁、肢体躁动不利于抢救治疗护理的进行，除适当约束肢体外，应按医嘱应用止痛和术前镇痛药物，清创前须对伤员进行全面评估，如有休克，应先抢救，待休克好转后争取时间进行清创。

（3）生命体征及全身情况观察：在充分建立输液输氧通路的同时用监护仪持续监测心电图、呼吸、血压、血氧饱和度；观察患者全身情况，包括意识的改变，如烦躁、淡漠、谵忘、昏迷，以及皮肤颜色、温度、湿度、出血点及远端动脉搏动、色泽、肿胀情况等。做好详细记录，随时报告医生。

（4）住院证的办理、相关资料的复印，电话通知手术室和电梯做好接收患者的充分准备。

4. 安全护送。

（1）备齐抢救药品、物品。
（2）保持呼吸道通畅，及时清理口鼻腔分泌物。
（3）吸氧，静脉输液通畅，管路安全固定。
（4）持续监测心电图、呼吸、血压、血氧饱和度。
（5）必须由1名医生、1名护士和1名护工护送。

第二章 常见危急重症的急救护理指引

第一节 急性冠状动脉综合征的急救护理

一、概述

急性冠脉综合征（ACS）是冠心病的急症，临床上包括不稳定型心绞痛、非 ST 段抬高型心肌梗死（NSTEMI）和 ST 段抬高型心肌梗死（STEMI）。

二、病情评估

1. 主要症状

（1）先兆：约半数患者在发病前有前驱症状，如乏力、气短、频发心绞痛等。

（2）心前区疼痛：突然发生，表现为胸骨后或心前区的压榨样疼痛，持续数分钟至数十分钟，休息或含硝酸甘油不能缓解。

（3）恶心、呕吐、上腹疼痛。

（4）低血压或休克：疼痛常伴有血压下降，部分患者出现休克表现。

（5）呼吸困难、发绀、烦躁，重者可发生肺水肿或心力衰竭。

（6）猝死：ACS 最严重的一种临床表现。

2. 体征

（1）心率加快或减慢，心尖区第一心音减弱，可出现第四心音或奔马律。

（2）心电图的改变：NSTE–ACS 表现为 T 波改变（高尖、低平或者倒置）和/或 ST 段压低 > 0.05mV；STE–ACS 表现为至少两个相关导联 ST 段抬高 > 0.1mV，和/或 T 波改变。

（3）心肌酶标记物 TnI／TnT 一般在发病 2～4 小时升高，10～24 小时达到高峰；CK–MB 则在发病 3～4 小时开始升高，10～24 小时达高峰值。

三、急救护理

1. **建立静脉通路** 用 18G 或 20G 套管针在近心端的大静脉做静脉留置，滴速 < 40 滴/分。

2. **按医嘱用药**

（1）扩血管药物：可用硝酸甘油，每 5 分钟舌下含服 0.4mg，可反复应用 3 次。必要时给予静脉制剂。

（2）镇静镇痛药：成人剂量，哌替啶一般给予 50～75mg 肌注；吗啡 5～10mg 皮下或静脉注射；烦躁不安者，可适当给予安定 10mg 静注或肌注。

（3）β 受体阻滞剂：如患者没有低血压、心动过缓、房室传导阻滞等禁忌都应口服 β 受体阻滞剂。

（4）抗栓药物：急性期治疗，伊诺肝素优于普通肝素。

（5）抗血小板治疗：症状出现后应尽早使用阿司匹林，不能耐受阿司匹林的患者应使用氯吡格雷。对早期保守治疗的患者应在阿司匹林的基础上开始氯吡格雷治疗。

（6）溶栓药物：以纤维蛋白溶酶激活剂激活血栓中纤维蛋白溶酶原，使其转变为纤维蛋白溶酶而溶解血栓。

3. 早期介入治疗　对有早期介入治疗指征的患者应尽快做好介入治疗前准备。

4. 急诊冠脉搭桥术　急诊 CABG 适用于无法进行溶栓或 PCI 治疗的患者。

5. 临床观察

（1）常规 12 导联心电图持续监测，密切观察心率、心律、呼吸、血压、意识变化。

（2）观察胸痛的性质及有无缓解。

（3）观察动态心肌酶谱的变化。

（4）观察尿量，记录 24 小时出入量。

6. 药物观察内容

（1）使用扩血管药（如硝酸甘油、硝普钠等）时注意疗效和副作用，并根据血压及时调节药物浓度。

（2）吗啡或哌替啶有呼吸抑制作用，吗啡同时有降血压作用，应严密观察呼吸、血压。

（3）应用溶栓药物时，要随时观察患者有无出血的症状和体征，尤其应注意有无颅内出血的表现，定时监测血小板，检查凝血酶原时间、凝血谱指标等。

7. 并发症的观察及预防

（1）心律失常：常见的有室性期前收缩、室性心动过速、心室颤动、阵发性室上性心动过速、房室传导阻滞等，严密观察及早发现，并做好除颤准备。

（2）心力衰竭：主要是急性左心衰竭，严重者可发生急性肺水肿，早期表现有夜间阵发性呼吸困难，或突发气促、发绀、心尖部奔马律等。

（3）心源性休克：患者可出现血压下降、脉率增快、面色苍白、尿量减少到＜20ml/h 等，应适当补充血容量，根据病情可酌用多巴胺、多巴酚丁胺等升压药和硝普钠、硝酸甘油等血管扩张剂。

8. 一般护理

（1）绝对卧床休息，予单人房间，保持环境安静。

（2）给氧：对于所有 AMI 患者，动脉血氧饱和度（SaO_2）<90%，入院后 6 小时内常规用氧，氧流量为 3~6L/min，对伴有心衰、心源性休克或严重心律失常者，可采用高浓度面罩给氧。

（3）做好心理护理，避免情绪激动，预防并消除紧张情绪。

（4）饮食宜清淡易消化，忌饮食过饱和油腻食物，忌烟酒。保持大便通畅，如便秘可用缓泻剂，避免排便过度用力或屏气发生意外。

第二节 心搏骤停与心肺脑复苏技术

一、心搏骤停概述

心搏骤停（cardiac arrest）是指各种原因引起的心脏突然停止跳动，丧失泵血功能，导致全身各组织缺血、严重缺氧。

心搏骤停是临床上最危急的情况，心肺复苏术（CPR）是最初的急救措施。一般认为，完全缺血缺氧 4~6 分钟脑细胞就会发生不可逆的损害。

（一）原因

2000 心肺复苏指南中指出：引起心搏骤停且易逆转的常见原因概括为 5 – H，5 – T，即：

1. 低血容量——hypovolemia

2. 缺氧——hypoxia

3. 酸中毒——hydrogenion – acidosis

4. 低/高血钾——hypo – /hyperkalemia

5. 低体温——hypothermia

6. 毒物/药物中毒——tablets/drug overdose

7. 心包填塞——tamponade cardial

8. 张力性气胸——tension pneumothorax

9. 血栓-冠状动脉——thrombosis coronary

10. 血栓-肺——thrombosis pulmonary

（二）急救措施

1. 评估：意识突然丧失、大动脉搏动消失（判断心搏骤停主要依据）。如在心电监护状态心搏骤停有以下3种心电图表现。

（1）心电静止，心电图呈一直线。

（2）室颤。

（3）心-电机械分离。

2. 确认患者的心搏呼吸停止，立即平卧置复苏体位，呼叫来人，实施CPR。

3. 开放气道，包括仰头抬颏法、下腭突出法（疑颈椎受伤时使用）。

4. 判断呼吸：在畅通呼吸道后，用看、听、感觉同时判断呼吸，时间不超过10秒。

5. 人工呼吸：口对口人工呼吸2次（现场急救徒手抢救时的首选方法）；在医院或有条件时可选用袋-活瓣-面罩呼吸囊（bag-valve-mask，BVM）或立即气管插管使用人工呼吸机，CPR时主张较少的潮气量：①没有辅助给氧时，潮气量应为10ml/kg（700～1000ml）；②辅助给氧时（$FiO_2 \geqslant 40\%$），潮气量应为6～7ml/kg（400～600ml）。

6. 判断颈动脉搏动：10秒之内（5～10秒）无搏动立即心脏按压30次。

7. 电击除颤：当心搏骤停或室颤时立即给予单相波360J、

双相波150J电击除颤，电击后立即心脏按压2分钟再评估。

8. 心电监护。

9. 建立静脉通道：首选近心端或中心静脉给药，其次行气管内给药，给药剂量是静脉的2~2.5倍。

10. 常用复苏药物

（1）心搏骤停的首选药物为肾上腺素1mg，静脉注射，3~5分钟可重复使用，当室颤和无脉搏性室速除颤后可选用加压素40U，静脉注射，只用一次量。

（2）对于室性心律失常，首选药物为利多卡因1.0~1.5mg/kg，静脉注射，维持量1~3mg/min。注意利多卡因过量会出现反应迟钝、烦躁、抽搐以及心率变慢等。

（3）顽固性室颤可用可达龙（氨碘酮）300mg，静脉注射，维持量1mg/min，微量注射泵维持6小时后再减为0.5mg/min，静脉维持18小时。

（4）对于尖端扭转型室速或疑有低血镁或难治性室颤，用硫酸镁1~2g，静脉注射。

（5）纠正酸中毒和高血钾，用碳酸氢钠125ml（成人），根据血气分析调节用量。多种药物静脉维持时注意配伍禁忌，碳酸氢钠和肾上腺素不能同时在同一条静脉上使用。

（6）调节血压：按医嘱使用多巴胺、阿拉明等。使用升压药时注意局部渗出和管道通畅情况，有无红、肿、热、痛和皮肤苍白。

11. 寻找引起心搏骤停的常见原因并对症处理，如低血容量、低血钾、低体温、中毒、心包填塞、气胸、缺氧、肺动脉栓塞、冠状动脉栓塞等。

12. 脑复苏

（1）首先头部置冰帽、全身大血管处冰敷，必要时人工冬眠，保持亚低温状态，体温调节为33~35℃，以降低脑耗氧。

（2）按医嘱使用甘露醇、激素、利尿剂及改善脑细胞代谢的药物。老年人应慎用甘露醇脱水，因可引起不可逆的肾功能损害，故使用过程中应严密观察肾功能。

13. 监测生命体征：重点观察心律失常情况，持续监测体温、脉搏、呼吸、血压、心率和血氧饱和度。留置导尿，观察和记录每小时尿量，严密记录 24 小时出入量。

14. 抢救过程应及时记录，包括复苏开始时间、用药、抢救措施、病情变化及各种参数。

15. 并发症的观察和预防

（1）心律失常：严密监测心率、心律的变化，有无多源性室性早搏、R on T、室性早搏二联律及三联律、室性心动过速等现象，一旦发现及时处理。

（2）弥散性血管内凝血（DIC）：严密观察口腔黏膜、皮肤的出血点，注意监测实验室结果，如凝血酶原时间、凝血谱等项目。

（3）多脏器功能衰竭（MOF）：严密观察呕吐物、大便的次数及性状，注意应激性溃疡的发生，一般因缺氧引起的消化道出血在多脏器功能衰竭中最早出现。注意球结膜水肿的情况，同时严密观察心、肺、肾等功能。

（4）感染：加强皮肤、呼吸道、泌尿道的护理，严格无菌操作。

16. 评估复苏是否有效：①面色、指甲、口唇发绀是否改善或消失；②观察瞳孔有无缩小及对光反应；③有无反射（睫毛、吞咽反射）；④有无自主呼吸；⑤心电图波形。

二、心肺脑复苏

心肺复苏（CPR）术是针对呼吸、心搏停止所采取的抢救措施，包括基础生命支持（BLS）、进一步生命支持（ALS）和持续生命支持（PLS）三部分。而复苏的最终目的是脑功能的恢复，故心肺复苏（CPR）又发展成心肺脑复苏（CPCR）。

口对口呼吸法、胸外心脏按压法和体外电击除颤法构成了现代心肺复苏的三大要素。

2000年、2005年国际心肺复苏新准则有了较大的变革，同时根据临床实证医学的研究和积累，近年来对CPR有了新的认识和进展。

（一）基础生命支持

基础生命支持又称初级复苏或现场急救，即CPR中的A–B–C–D步骤（方法见常见急救操作技术的配合及护理）。

1. A——assessment + airway（判断和畅通呼吸道）

A1 评估意识。

A2 打开呼吸道，评估呼吸，用3L，即：look，看胸廓有无起伏；listen，听呼吸气体声音；feel，感觉呼吸气流。

2. B——breathing 给予正压呼吸。

3. C——circulation 给予胸部按压。

4. D——defibrillation 评估是VF或VT，是否需电击。

5. 给药途径

（1）静脉给药：首选途径，其特点是安全、方便、起效快。中心静脉或颈外静脉为首选，其次为肘关节或以上部位静脉，手背或足背部位静脉不宜使用。

（2）气管内给药：是其次，在院前急救或无合适的静脉通道条件下给药，剂量是静脉给药的2~2.5倍，常用药物为肾上腺素、阿托品、利多卡因等。方法：将所需的药物稀释到10ml，通过气管导管注入气管内，立即挤压人工呼吸囊或接上人工呼吸机，使药液尽快到达肺泡进入肺循环。

（3）骨髓内给药：6岁或以下的小儿，如果未能在30~60秒静脉穿刺成功，可施行骨髓穿刺进行骨髓内给药。

(4)心内给药：目前不主张使用。

（二）进一步生命支持

ALS 是在 BLS 基础上应用辅助设备及特殊技术，建立和维持有效的通气和血液循环，建立有效的静脉通路，识别及治疗心律失常，改善并保持心肺功能及治疗原发病。

1. A——airway（建立人工气道） 尽快给予呼吸道的器材，呼吸道的器材有口咽通气管、鼻咽通气管、环甲膜穿刺、气管插管等（方法见紧急气道开放与人工气道管理章节）。

（1）气管插管：尽早尽快的气管插管可确保氧疗，且有助于防止误吸，利于气道吸引和使用多种通气方式及气管内给药。气管插管最好在 30 秒内完成，停止心肺复苏时间不超过 10 秒。

（2）环甲膜穿刺：当用各种方法都不能缓解气道阻塞且又情况紧急时，可用粗针头经环甲膜穿刺后维持通气。

2. B——breathing（呼吸支持） 呼吸道的器材适宜且固定妥善，并保证足够的有效通气及给氧量。

3. C——circulation（心脏循环支持） 除继续人工胸外心脏按压或使用机械胸外心脏按压器以外，应尽快建立静脉通道，心电监护以确认心律失常的种类，给予合适的治疗方式。

4. D——differential diagnosis 寻找原因，鉴别诊断，并立即处理。

5. 给予合适的药物 即心搏骤停时使用的药物和抗心律失常药物。

6. 纠正酸中毒和电解质紊乱 心搏骤停早期大多因通气障碍而引起呼吸性酸中毒，因此需加强通气。当有高血钾、血气分析为代谢性酸中毒时，或心搏骤停心肺脑复苏超过 10 分钟以上者，则考虑使用碳酸氢钠。碳酸氢钠的剂量宜小，可反复使用，按血气分析结果加以调节，其使用原则为延时、间歇、慎用。

7. 脑缺氧的防治 一般采用低温疗法，尽早头部降温，配合体表降温，必要时采用冬眠合剂，使体温降至32~34℃，以降低脑细胞代谢，保护脑细胞。

8. 纠正低血压和改善微循环　当自主循环恢复后，既要用升压药提高脏器灌注，也需要用扩血管药加大脉压，降低体循环血管阻力，减轻心脏负荷，改善微循环。

9. 注意监测和防治多脏器功能衰竭　加强心律、心率、血流动力学、血气、体温、肝肾功能、血凝系统等的监测，尽早采取措施，及时处理，以防治MOF的发生。

（三）持续生命支持（PLS）

持续生命支持的重点是脑保护、脑复苏及复苏后疾病的防治，除此之外，还应严密监测心、肺、肝、肾、血液及消化器官的功能。

1. 脑复苏　根据脑缺氧损害发生与发展的规律，脑复苏疗法主要针对四个方面，即降低脑细胞代谢率，加强氧和能量供给，促进脑循环及纠正可能引起继发性脑损害的全身和颅内的病理因素。

（1）维持血压：将血压维持在正常或稍高的水平，以恢复脑循环和改善周身组织灌注。

（2）呼吸管理：脑复苏患者一般采用气管插管人工呼吸机辅助呼吸，目前研究表明不再主张过度通气，维持pH值和$PaCO_2$正常即可。

（3）亚低温：对防治脑水肿、降低颅内压非常重要，降温时间越早越好，1小时内降温效果最好，最好在复苏的5~30分钟内进行。

（4）脑复苏药物的应用。

2. 维持循环功能　进行心电、血压监护，密切观察心电图变化，发现心律失常及时处理；观察末梢循环、尿量等，必要时给予中心静脉压（CVP）监测。

3. 维持呼吸功能 加强气道管理，保持呼吸道通畅，持续进行有效的人工通气，注意气道湿化和清除呼吸道分泌物，选择适合的通气模式与通气参数，进行血气监测，防治肺部感染，加强抗炎对症治疗，促进自主呼吸尽快恢复正常。

4. 纠正酸中毒和电解质紊乱 根据动脉血气分析决定碳酸氢钠的用量，监测电解质，及时处理低钾和高钾，纠正低钙。

5. 防治肾衰竭 应留置导尿管，观察尿液的颜色，监测每小时尿量，记录24小时进出量，定时检查血、尿尿素氮和血肌酐浓度、血电解质浓度。重要的是心跳恢复后必须及时稳定循环、呼吸功能，纠正缺氧和酸中毒，从而预防肾衰竭的发生。

6. 观察患者的症状和体征 观察意识、瞳孔、自主呼吸的恢复情况。如果患者瞳孔对光反射恢复，角膜、吞咽、咳嗽等反射逐渐恢复，说明病情好转。

7. 并发症的观察和预防 保持室内空气新鲜，病情许可时勤翻身、叩背，防止压疮的发生；注意口腔及眼部护理，防止继发感染；吸痰时严格无菌操作，以防继发肺部感染。

第三节　严重心律失常的急救护理

一、概述

心律失常是指心跳的速率和节律发生改变。严重心律失常是指由于心律失常而引起的严重血流动力学改变，并威胁患者的生命。常见的严重心律失常包括：快速型心律失常中的阵发性室上性心动过速、阵发性室性心动过速、心室颤动、快速心房颤动、心房扑动等；缓慢型心律失常中的严重窦性心动过缓、高度窦房阻滞、二度Ⅱ型房室传导阻滞及完全性房室传导阻滞等。

二、病情评估

快速型心律失常可使心脏病患者发生心绞痛、心力衰竭、肺水肿、休克。缓慢型心律失常可发生阿-斯综合征,引起晕厥或抽搐。

1. 主要症状

(1) 头昏、乏力。

(2) 心悸、胸闷、晕厥,甚至抽搐、昏迷等。

2. 体征

(1) 听诊(率律音):①心率加快或减慢;②心律不齐;③心音有杂音或奔马律。

(2) 血压改变:快速性心律失常会引起血压下降。

(3) 心电图改变:因心律失常的类型不同,12导联心电图检查了解心电图各波的形态、节律、频率与P-R间期等,以及P波与QRS的关系。

(4) 有室早的Q-T间期延长综合征,易演变为室性心动过速或心室颤动,AMI早期出现严重的室早往往是心室颤动的先兆。

三、急救护理

1. 吸氧:保持呼吸道通畅,持续鼻导管或面罩吸氧,开始流量为4~6L/min,稳定后改为3~4L/min。观察氧疗情况,根据病情变化进行调节和记录。

2. 立即开通静脉通道,并确保通畅,给予静脉套管针留置,滴速<40滴/分。

3. 绝对卧床休息,去除诱发因素,保持病室安静。床边备除颤仪、起搏器、吸引器等抢救仪器和抢救药品,以备急用。

4. 床边全导联心电图监护记录。严密观察并记录动态心电监测变化，如心率、心律、血压、SPO$_2$变化及ST段改变，T波有无异常或出现Q波等，并做好电复律准备。

5. 根据医嘱正确及时使用不同的抗心律失常药物。熟练掌握常用抗心律失常药的浓度、剂量、用法及药物的作用和副作用。

6. 药物的观察

（1）利多卡因过量会出现反应迟钝、烦躁等意识改变以及抽搐、心跳变慢等。

（2）可达龙会引起血管扩张、血压下降，应注意血压波动、Q-T间期延长。

（3）使用硫酸镁、苯妥英钠时，应注意监测呼吸、血压、心率的变化。

7. 临床评估

（1）严密观察生命体征及意识情况，注意患者的症状持续时间和频繁程度，以及有无改善。如有意识丧失、心搏呼吸停止，应立即进行CPR。

（2）心电监护：严密观察并记录动态心电监测变化，如心率、心律、血压变化及ST段改变，并做好电复律准备。

（3）动态观察血气分析、电解质、心肌酶谱。

8. 做好心理护理，消除紧张、恐惧心理，避免情绪激动。

9. 并发症的观察与预防

（1）患者出现夜间阵发性呼吸困难或突发气促、发绀、心尖部奔马律等，常为心力衰竭的早期表现。

（2）若患者出现血压下降、脉率增快、面色苍白、尿量减少（<20ml/h）等，应警惕心源性休克的发生。

四、急救措施

（一）室性心动过速、心室扑动和心室颤动的急救措施

1. 电复律 当心室颤动、心室扑动或室性心动过速伴有低血压、休克、急性心肌梗死、心力衰竭和脑血流灌注不足时，应迅速电复律。

2. 药物治疗

（1）胺碘酮（可达龙）：对于顽固性心室颤动、室性心动过速连续3次电击无效可优选胺碘酮。

（2）利多卡因：首次1~1.5mg/kg静推，无效可重复给药50~75mg，继而1~3mg/kg，微泵静脉维持，总极量为3mg/kg。

（3）普鲁卡因胺：利多卡因无效可考虑使用，静注20~30mg/min，直至转为窦性心律，总极量为17mg/kg，或以1.0g溶于5%葡萄糖溶液250ml中滴注，2~4ml/min，总量不超过1.0g。

（4）苯妥英钠：适用于洋地黄中毒引起的室性心动过速，以125~250mg稀释于20ml生理盐水缓慢静注。

（5）硫酸镁：适用于急性心肌梗死或高血压患者的尖端扭转型室性心动过速。以25%硫酸镁10ml用生理盐水稀释至40ml，静脉缓慢注射。

（6）其他抗心律失常药物：慢心律、心律平（普罗帕酮）、溴苄铵等。

3. 起搏治疗 室性心动过速如发生在心动过缓的基础上，如病窦综合征、完全性房室传导阻滞等，经安装起搏器起搏后可不再发作。

4. 手术治疗 常规药物治疗无效者可考虑手术治疗，手术方式有心内膜心室切开术、心内膜切除术。

（二）心动过速的急救措施

1. 如心室率大于 150 次/分，准备立即电复律，如心室率小于 150 次/分，常不予立即电复律。

2. 心房颤动或心房扑动：心室率较快。

（1）可静脉推注西地兰 0.4mg，必要时 1 小时后可重复推注 0.2~0.4mg，以减慢心室率。

（2）胺碘酮和奎尼丁口服。

（3）β 受体阻滞剂，如心得安或异搏定 5mg 静推，或普鲁卡因胺 30mg/min 静推。

（4）电复律：如心室率极快、药物治疗无效、循环不稳定、血压降低、出现重要器官低灌注状态时，可用胸外同步直流电击复律。

3. 阵发性室上性心动过速

（1）刺激迷走神经

① 屏气法：深吸一口气后屏气，再竭力呼气，直至不能坚持屏气为止。

② 呕吐：用压舌板刺激患者咽喉部诱发呕吐。

③ 压迫颈动脉窦：患者仰卧，头后仰，偏向按压对侧，用手指在颈部与甲状软骨上缘同水平扪得搏动最明显处，用手指向颈椎压迫，不能两侧同时按，每次不超过 5~10 秒。

④ 压迫眼球：患者仰卧，以手指压迫一侧或两侧眼球约 10 秒，避免用力过猛，以免引起视网膜剥离，青光眼或高度近视者禁用。

（2）药物治疗

① 心律平（普鲁帕酮）：适用于预激综合征伴室上性心动过速。

② 可达龙（胺碘酮）：以 150mg 加入生理盐水中缓慢静脉推注。对潜在的病窦综合征患者慎用。

③异搏定（维拉帕米）：以5mg加入生理盐水20ml中缓慢静脉推注，应注意心率与血压。伴预激综合征者禁用。

④西地兰：适用于室上性心动过速伴心衰患者。以0.4mg加入生理盐水20ml中缓慢静脉推注。伴预激综合征者禁用。

⑤腺苷：6mg快速静注，若无效1~2分钟后再静脉注射12mg，一次注射量不宜超过20mg，以免诱发阿-斯综合征。病窦综合征患者禁用，冠心病及老年人慎用。

（3）使用药物转律时必须心电监护，边推注药物边观察，转律成功立即停止推注，以免引起窦性停搏或房室传导阻滞；无心电监护条件时，应边听心音边推注药物。

（4）使用心律平（普罗帕酮）、异搏定、ATP及西地兰，如一次转律不成功需多次用药时，应注意防止过量，对于老年人和长期服用此类药物者，应提醒医生酌情减量，对病态窦房结综合征者禁用，以防引起心搏骤停。

（三）心动过缓的急救措施

1. 严重的窦性心动过缓主要治疗基本病变，如果心室率低于45次/分并有头晕甚至晕厥时，可酌情给予阿托品0.3mg口服，每日3次，或肌注阿托品0.5~1.0mg，必要时可直接静脉推注。异丙肾上腺素口服10mg，每日3次，如伴低血压者可口服麻黄碱25mg，每日3次。若药物治疗无效仍有晕厥反复发作，必要时可安置人工心脏起搏器。

2. 二度Ⅱ型房室传导阻滞或三度房室传导阻滞，应给予药物治疗。

（1）阿托品0.5~2mg静推注射，适用于房室结阻滞的患者。

（2）异丙肾上腺素1~4μg/min静脉注射，用法：1mg加入5%葡萄糖或生理盐水500ml中缓慢静滴，滴速随心率调节；或1mg加49ml生理盐水微泵注射，3ml/h，开始根据心率调节，控制心率在 60～70 次/分。对于心肌梗死的患者，异丙肾上腺素应慎用，可能会导致心律失常。

（3）对症状明显、心室率减慢者，应及时给予临时性起搏和永久性起搏治疗。

（4）阿-斯综合征时立即 CPR，行紧急导管起搏术。

第四节　高血压危象的急救护理

一、概述

在高血压过程中，由于某种诱因使周围小动脉发生暂时性强烈痉挛，血压进一步急剧增高，引起一系列神经-血管加压性危象、某些器官危象及体液性反应，这种临床综合征称为高血压危象。本病可发生于缓进型或急进型高血压、各种肾性高血压、嗜铬细胞瘤、妊娠高血压综合征、卟啉病等，也可见于主动脉夹层动脉瘤和脑出血。

二、病情评估

1. 主要症状

（1）神经系统症状：剧烈头痛、多汗、视力模糊、耳鸣、眩晕或头晕、手足震颤、抽搐、昏迷等。

（2）消化道症状：恶心、呕吐、腹痛等。

（3）心脏受损症状：胸闷、心悸、呼吸困难等。

（4）肾脏受损症状：尿频、少尿、无尿、排尿困难或血尿。

2. 体征

（1）突发性血压急剧升高，收缩压＞200mmHg，舒张压≥120mmHg，以收缩压升高为主。

（2）心率加快（大于 110 次/分），心电图可表现为左室肥厚或缺血性改变。

（3）眼底视网膜渗出、出血和视乳头水肿。

三、高血压危象的急救护理

1. 立即给患者半卧位，吸氧，保持安静。

2. 尽快降血压，一般收缩压＜160mmHg，舒张压＜100mmHg左右，平均动脉压＜120mmHg，不必急于将血压完全降至正常。采用硝酸甘油、压宁定（利喜定）静脉给药。

3. 有抽搐、躁动不安者使用安定等镇静药。如有脑水肿发生可适当使用脱水药和利尿药，常用药物有20%甘露醇和呋塞米（速尿）。

（1）使用利尿剂时，要注意观察有无电解质紊乱如低钾、低钠等表现，在用速尿时还应注意观察患者有无听力减退、血尿酸增高、腹痛及胃肠道出血情况。

（2）按医嘱正确使用降压药，用药过程中注意观察药物的疗效与副作用，如心悸、颜面潮红、搏动性头痛等。降压过程中要严防血压下降过快，严格按规定调节用药剂量与速度，收缩压＜90mmHg、舒张压＜60mmHg时及时通知医生调整药物剂量和给药速度。

4. 临床观察

（1）严密观察血压，严格按规定的测压方法定时测量血压并做好记录，最好进行24小时动态血压监测，并进行心电监护，观察心率、心律变化，发现异常及时处理。

（2）注意患者的症状，观察头痛、烦躁、呕吐、视力模糊等症状经治疗后有无好转，精神状态有无由兴奋转为安静。高血压脑病随着血压的下降，意识可以恢复，抽搐可以停止，所以应迅速降压、制止抽搐以减轻脑水肿，遵医嘱适当使用脱水剂。

（3）记录24小时出入量，昏迷患者予留置导尿，维持水、电解质和酸碱平衡。

5. 并发症的观察和预防

（1）心力衰竭：主要为急性左心衰，应注意观察患者的心率、心律变化，做心电监护，及时观察有无心悸、呼吸困难、咳粉红色泡沫样痰等情况出现。

（2）脑出血：表现为嗜睡、昏迷、肢体偏瘫、面瘫，伴有或不伴有感觉障碍，应加以观察，出现情况及时处理。

（3）肾衰竭：观察尿量，定期复查肾功能，使用速尿时尤其应注意。

第五节　急性呼吸窘迫综合征的急救护理

一、概述

急性呼吸窘迫综合征（ARDS）是指由心源性以外的各种肺内外致病因素导致的急性、进行性呼吸衰竭。其主要病理特征为肺微血管通透性增高而导致的肺泡渗出液中富含蛋白质的肺水肿及透明膜形成，可伴有肺间质纤维化。病因有肺内因素（直接因素）和肺外因素（间接因素）。肺内因素包括化学性因素、物理性因素、生物性因素。肺外因素包括严重休克、感染性中毒、严重非胸部创伤、大面积烧伤、大量输血、急性胰腺炎、药物或麻醉品中毒等。

二、病情评估

ARDS 多于原发病后 5 天内发生，约半数发生于 24 小时内。除原发病的相应症状和体征外，最早出现的症状是呼吸加快，并呈进行性加重的呼吸困难、发绀，常伴有烦躁、焦虑、出汗等。其呼吸困难的特点是呼吸深快、费力，患者常感到胸廓紧束、严重憋气,即呼吸窘迫,不能用通常的吸氧疗法改善,亦不能用原发心肺疾病解释。

三、急救护理

1. 纠正缺氧　取半卧位,给予高浓度吸氧(50%的氧浓度),以纠正严重低氧血症。

2. 机械通气　ARDS机械通气的指征尚无统一标准,但多数学者认为一旦确诊,应尽早进行机械通气。

3. 迅速建立静脉通路,正确及时使用药物治疗

(1) 肾上腺皮质激素:严格掌握适应证。

(2) 非皮质类抗炎药物:布洛芬、消炎痛等。该类药物与ARDS发病的始动环节有关,必须早期使用。

(3) 血管扩张剂:多不主张应用血管扩张剂治疗ARDS,唯PGE1和山莨菪碱有效。

(4) 抗生素:控制感染是治疗ARDS的重要措施之一,因此,合理使用抗生素尤为重要。

4. 血流动力学　ARDS是一种高血管渗透性水肿,减少毛细血管静水压将可以减少水肿的形成;为了防止心输出量的降低,必要时补充全血和电解质平衡液;静脉注射浓缩白蛋白,同时使用利尿剂;一般不使用白蛋白,除非血容量不足;体液负平衡。

5. 其他治疗

(1) 肺泡表面活性物质的替代治疗。

(2) 一氧化氮吸入疗法。

(3) 基因治疗。

(4) 积极治疗原发病,防止并发症。

6. 临床观察　严密观察生命体征及意识变化,注意皮肤色泽、肺部体征;观察尿量,准确记录24小时出入量,监测水、电解质平衡情况;正确抽取血标本,动态观察血气分析。

7. 并发症的观察和预防

（1）肺水肿：合理控制输液速度和量，观察尿量和 24 小时出入量，防止肺水肿的发生。

（2）多器官功能衰竭：严密监测各脏器的功能，发现异常，及时通知医生进行处理。

8. 一般护理

（1）保持呼吸道通畅：加强翻身叩背，有效咳嗽、排痰。

（2）做好心理护理，缓解患者及家属的紧张情绪，做好生活护理及皮肤口腔护理。

第六节　慢性阻塞性肺病急性发作的急救护理

一、概述

慢性阻塞性肺疾病（COPD）是一种具有气流受限特征的肺部疾病，气流受限不完全可逆，呈进行性发展。确切的病因不清楚。

二、病情评估

1. **慢性咳嗽**　随病程发展可终生不愈。常晨间咳嗽明显，夜间有阵咳或排痰。

2. **咳痰**　一般为白色黏液或浆液性泡沫痰，偶可带血丝，清晨排痰较多。

3. **气短或呼吸困难**　早期在劳累时出现，后逐渐加重，以致在日常活动甚至休息时也感到气短。是 COPD 的标志性症状。

4. **喘息和胸闷**　部分患者特别是重度患者或急性加重时出现喘息。

5. **其他**　晚期患者有体重下降、食欲减退等。

三、急救护理

1. 确定急性加重期的原因及病情严重程度,最多见的加重原因是细菌或病毒感染。

2. 按医嘱正确使用药物

(1) $β_2$肾上腺素受体激动剂:主要有沙丁胺醇气雾剂,每次100~200μg,雾化吸入。

(2) 抗胆碱药:主要有异丙托溴铵气雾剂,起效较沙丁胺醇慢。

(3) 茶碱类:茶碱缓释或控释片,0.2g,早晚各1次。

(4) 抗生素:当患者呼吸困难加重,咳嗽伴痰量增加、有脓性痰时,应根据致病菌和感染程度选用敏感的抗生素进行治疗。

(5) 糖皮质激素:对急性加重期患者可考虑口服泼尼松龙30~40mg/d,也可静脉给予甲泼尼龙,连续5~7天。

3. 控制性吸氧:发生低氧血症者可鼻导管吸氧,一般吸入氧浓度为28%~30%。

4. 临床观察

(1) 严密观察病情,注意生命体征变化,定期测量体温。

(2) 注意观察呼吸节律、频率、深浅度,动态监测血气分析,观察痰色、量及性质,并做好记录。

5. 药物的观察

(1) 沙丁胺醇在静脉滴注时易引起心悸,因此在用药中要严密观察患者心率、心律的变化。

(2) 糖皮质激素吸入治疗,少数患者可引起口咽念珠菌感染、声音嘶哑等不良反应,治疗中应注意保持患者口腔清洁,防止感染。

6. 并发症的观察和预防

(1) 慢性呼吸衰竭：常在 COPD 急性加重时发生，可出现缺氧和二氧化碳潴留的临床表现，护理中应警惕。

(2) 自发性气胸：如有突然加重的呼吸困难，并伴有明显的发绀，患侧肺部叩诊为鼓音，听诊呼吸音减弱或消失，应考虑自发性气胸，通过 X 线检查可确诊。

7. 一般护理

(1) 保持病室空气新鲜，卧床休息，注意保暖，防止受寒。

(2) 心理护理：慢性阻塞性肺病常常反复急性发作，患者情绪低落、焦虑，护士应根据患者的具体情况，向患者及家属做好解释工作，解除患者焦虑和消极情绪。

(3) 保持呼吸道通畅，做好胸部物理治疗。

第七节　急性重症哮喘的急救护理

一、概述

支气管哮喘（bronchial asthma，简称哮喘）是由多种细胞（如嗜酸性粒细胞、肥大细胞、T 细胞、中性粒细胞、气道上皮细胞等）和细胞组分参与的气道慢性炎症性疾病。支气管哮喘可分为急性发作期、慢性持续期和缓解期。哮喘急性发作时其程度轻重不一，病情加重可在数小时或数天内出现，偶尔可在数分钟内危及生命，故应对病情作出正确评估，以便给予及时有效的紧急治疗。如哮喘严重发作持续达 24 小时以上，经一般治疗无效者，称为哮喘持续状态。

二、病情评估

1. 症状　发作性伴有哮鸣音的呼气性呼吸困难或发作性胸闷和咳嗽，严重者被迫采取坐位或呈端坐呼吸，干咳或咳大量白色泡沫痰,甚至出现发绀等。在夜间及凌晨发作和加重常是哮喘的特征之一。

2. 体征　发作时胸部呈过度充气状态,有广泛的哮鸣音,呼吸音延长。但在轻度哮喘或非常严重哮喘发作,哮鸣音可不出现,后者称为寂静胸(silent chest)。严重哮喘患者可出现心率增快、胸部、腹部反常运动和发绀。非发作期体检可无异常。

三、急救护理

1. 氧气吸入,高流量吸氧,使 $SaO_2 \geqslant 90\%$。必要时气管插管,应用人工呼吸机辅助通气。

2. 按医嘱正确使用药物

(1) 短效 β_2 受体激动剂:常用药物有沙丁胺醇或特布他林气雾剂,每次 100~200μg,雾化吸入,通常 5~10 分钟即可见效。必要时沙丁胺醇 0.5mg 稀释后静脉滴注。

(2) 抗胆碱药:主要品种为异丙托溴铵气雾剂,每次 25~75μg。

(3) 茶碱类:静脉注射首次剂量为 4~6mg/kg,注射速度不超过 0.25 mg/(kg·min)。

(4) 糖皮质激素:可用琥珀酸氢化可的松 100~400mg/d 静脉注射,4~6 小时起效;甲泼尼龙 80~160 mg/d 静脉注射,2~4 小时起效;地塞米松 10~30mg/d 静脉注射。

3. 药物的观察

(1) 沙丁胺醇在静脉滴注时易引起心悸,因此在用药中要严密观察患者心率、心律的变化。

(2) 糖皮质激素吸入治疗,少数患者可引起口咽念珠菌感染、声音嘶哑等不良反应,治疗中应注意保持患者口腔清洁,防止感染。

4. 临床观察

（1）注意观察呼吸节律、频率、深浅度，动态监测血气分析，观察肺部体征，血氧饱和度，痰色、量及性质，并做好记录。

（2）严密观察病情变化，注意生命体征及意识，做好心电监护。

5. 并发症的观察和预防

（1）做好皮肤护理，定时翻身，勤换衣服，及时擦干患者身上的汗水，防止压疮的发生。

（2）气胸：严密观察患者呼吸频率和幅度，及时听诊两肺呼吸音，发现异常及时通知医生进行处理。

6. 一般护理

（1）卧床休息，取半坐位或坐位。保持病室舒适安静，减少探视，注意保暖。

（2）心理护理，缓解患者及家属的紧张情绪。

（3）饮食指导，嘱患者进食清淡易消化富含营养的食物。

第八节 急性脑血管病的急救护理

一、概述

脑血管疾病是一种严重危害人类健康的常见病，其发病率、死亡率和致残率都很高，包括脑出血、脑梗死等。

（一）脑出血

脑出血是急性脑血管病中最常见的一种出血性疾病，是由脑血管破裂引起的非外伤性或自发性的脑实质内出血。

1. 病因

（1）高血压、动脉硬化：是最常见的病因。

（2）其次：脑动脉瘤、脑动静脉畸形、脑肿瘤等。

(3) 其他：淀粉样血管病变，凝血功能障碍如血友病、再生障碍性贫血、血小板减少性紫癜、抗凝或溶栓治疗后、急性白血病等。

2. **诱因** 暴饮暴食、酗酒、极度精神刺激、劳累（脑力和体力）、屏气用力、激烈竞争状态、环境刺激等。

（二）脑梗死

由于脑血管狭窄或完全闭塞，导致血供不足，使相应的脑组织缺血、坏死称之为脑梗死。临床上常见有两种情况。

1. **脑血栓形成** 即脑动脉本身的病变形成血栓，使管腔狭窄甚至完全闭塞，引起局部脑组织坏死。

2. **脑栓塞** 指来自身体各部的栓子，通过颈动脉或椎动脉阻塞脑血管，使供血区缺血、坏死发生脑梗死和脑功能障碍。

二、病情评估

1. **脑出血的临床表现** 多发生于55岁以上中老年人，在各种诱因下突然发病。前驱症状有头痛、头晕、呕吐、意识障碍、肢体瘫痪、大小便失禁、血压显著升高、双侧瞳孔不等大、眼底见视乳头边缘不清、视网膜出血及渗出，脑膜刺激征阳性，可在几小时到1~2天进行性加重。

2. **脑梗死的临床表现**

（1）患者多为中老年人，有脑动脉硬化病史（有或无高血压）或糖尿病和高脂血症。

（2）有前驱症状，如头晕、头痛、眩晕、肢体麻木或无力、一过性脑缺血发作。

（3）起病缓慢，常在夜间睡眠时发病，醒来已发生偏瘫等体征。

（4）一般意识清楚，可有轻度头痛。

三、急救护理

1. 体位 不同病情采用不同的体位。颅压高者可采用头高位（15°~30°），有利于静脉血回流和减轻脑水肿。急性期患者意识不清并伴有呕吐时，应采用平卧位，头偏向一侧。保持安静，避免过多搬动。

2. 保持呼吸道通畅 及时清除分泌物，吸氧。

3. 建立静脉通路，按医嘱合理用药。

（1）脑出血

①脱水降颅压药：常用20%甘露醇、10%甘油果糖、速尿、白蛋白等药物。

②激素：常用地塞米松。

③止血药：如氨甲环酸。

④降压药：如压宁定，控制好血压，使血压维持在较理想水平，避免骤降骤升。

⑤促进脑细胞代谢药：脑活素、ATP、辅酶A、胞二磷胆碱等。

⑥镇静药：如有抽搐情况，可给予安定镇静。禁用吗啡、哌替啶，防止呼吸抑制。

（2）脑梗死

①自由基对抗剂：以扩张血管，改善微循环，防治脑水肿。

②降压药：大面积梗死，首选20%甘露醇脱水降颅压治疗控制血压。保持血压在20~21.33/12~13.3kPa，急性期血压保持在稍高水平。

③溶栓药物：防止血栓进展，发病早期（6小时内）可进行溶栓，选用尿激酶、肝素、低分子肝素抗凝治疗（注意高血压，肝、肾疾病、高龄者禁用，肝素肌内注射、稀释后静滴）。

④保护脑细胞：应用脑保护剂、脑细胞代谢活化剂。

⑤巴曲酶、降纤酶降纤治疗。
⑥阿司匹林抗血小板聚集。

4. 协助做好各项检查（X线、CT或MRI等） 以明确诊断，需手术者，及时做好术前准备。必要时紧急钻孔减压。

5. 临床观察

（1）密切观察意识、瞳孔变化及肢体活动。

（2）做好生命体征的监测，有条件者行颅内压监测，定时测量并记录。

6. 药物观察

（1）应用脱水剂时应注意水电解质、酸碱平衡。20%甘露醇在输注过程中应快速静脉滴注，避免药液外渗造成局部坏死，对老年患者，注意观察尿量的变化，防止肾衰竭的发生。

（2）控制液体的摄入量：对颅脑外伤的患者，短时间内大量饮水及过量过多地输液，会使血流量突然增加，加剧脑水肿，使颅内压增高。

（3）每次使用安定后应注意观察呼吸变化。禁用吗啡、哌替啶镇静，因为这些药物有呼吸抑制作用，可诱发呼吸暂停，也影响病情的观察。

（4）对溶栓的患者应密切观察有无出血倾向。

7. 并发症的观察和预防

（1）脑疝：密切观察预兆危象，如头痛剧烈、呕吐频繁、脉搏减慢、呼吸减慢、血压升高，提示颅内压升高，很可能出现脑疝，应立即通知医生，采取脱水降颅压等措施。

（2）上消化道出血：注意患者有无黑便、呕血情况。

（3）脑水肿：控制液体的输入量和输液速度，观察患者的意识、瞳孔变化，防止脑水肿的发生。

（4）下肢深静脉栓塞：注意患者肢体活动以及肢体末梢的颜色和温度，及时发现异常，警惕深静脉栓塞的发生。

8. 一般护理

（1）意识清醒的患者应做好心理护理，避免情绪激动导致颅内压升高。

（2）对烦躁不安的患者应做好安全护理，适当约束，床栏保护。

（3）保持大便通畅，防止颅内压增高。便秘者可给予缓泻剂，嘱患者大便时不要过度用力，禁用高位灌肠。如小便困难或尿潴留，应予以导尿，忌用腹部加压帮助排尿，以免诱发脑疝。

第九节　癫痫持续状态的急救护理

一、概述

癫痫持续状态（status epilepticus）又称癫痫状态，指持续频繁发作形成一个固定的癫痫状态。

1. 分类　根据发作形式分为：①惊厥性全身性癫痫状态，如强直－阵挛（大发作）状态，发作期间患者意识不清；②非惊厥性癫痫状态，如失神（小发作）状态和复杂性部分发作（精神运动性发作）状态，表现为意识朦胧；③单纯性部分性发作（局限性发作）状态，一般无意识障碍。

2. 病因

（1）原发性癫痫：其病因不明，常与遗传因素有关。

（2）继发性癫痫：①脑部疾病：脑肿瘤、脑外伤、各种脑炎、脑血管疾病、脑发育异常、脑组织瘢痕和粘连、脑缺氧、脑寄生虫病等。②全身性疾病：高热、中毒（如妊娠高血压综合征、尿毒症、酒精中毒）、低血糖、甲亢、阿－斯综合征和维生素 B_6 缺乏症等。

无论是原发型癫痫或继发性癫痫都可能发生癫痫持续状态，

常见的诱因是癫痫患者突然停用抗癫痫药物、感染、情绪不稳、睡眠障碍、环境突变等。

二、病情评估

1. 惊厥性全身性癫痫状态

（1）强直-阵挛癫痫大发作：短暂的前驱症状，常为喉头痉挛，尖叫或局限性小发作，继之意识不清，眼球凝视一侧，四肢强直性抽搐，同时伴面色苍白、口吐白沫、小便失禁。

（2）自主神经症状：心率增快、出汗多、双侧瞳孔散大、血压升高、支气管分泌物增多、呼吸不规则、呼吸暂停。

（3）癫痫反复发作或发作间歇中意识仍不恢复。

（4）强直-阵挛反复发作而不能被控制，患者常伴有脑水肿、高热、脱水、白细胞升高、酸中毒等并发症，严重者危及患者生命。少数患者伴有神经系统后遗症如痴呆、去皮质状态等。

（5）发作可持续数小时或数日。

2. 非惊厥性持续状态　表现为持续的意识不清，呈朦胧状态30分钟以上或几小时、几天，甚至达几个月，如失神状态和复杂部分发作状态。

3. 单纯性部分发作状态　单纯一侧肢体或上肢、下肢肌肉反复抽搐，持续数小时或数天，但无意识障碍。

三、急救护理

1. 癫痫发作时应立即扶其躺下，注意保护患者的头和四肢，摘下眼镜、义齿（假牙），解开患者衣领和裤带。

2. 头偏向一侧，及时清除口腔分泌物，保持气道通畅。

3. 吸氧。

4. 迅速建立静脉通道，按医嘱使用止痉药，及时控制发作。

（1）地西泮（安定）：是治疗各类癫痫持续状态的首选药

物。一般用10~20mg静脉注射，速度应缓慢，每分钟不超过2mg。

（2）氯硝西泮：作用比地西泮强5~10倍，起效快，1~2mg缓慢静脉注射，作用持续24~48小时。

（3）苯巴比妥钠：肌注20~30分钟起作用，0.1~0.2g肌注。

（4）10%水合氯醛：20~30ml灌肠。

（5）人工冬眠疗法。

5. 临床观察

（1）严密观察患者的意识、瞳孔变化以及对光反射。

（2）监测生命体征、测心电图。

（3）注意观察患者的抽搐部位及持续时间，并详细记录。

（4）定时监测体温。抽搐患者出现发热，主要是由于肌肉过度活动引起。有感染者遵医嘱给予抗生素，体温过高及时使用物理降温或药物降温。

6. 药物观察 安定、氯硝安定、苯巴比妥钠都有抑制呼吸作用，静脉注入时速度要慢，同时注意观察呼吸、心率、血压，必要时准备好气管插管和人工呼吸机。

7. 并发症的观察和预防

（1）神经系统损害：癫痫持续状态常发生脑水肿，继发颅内压增高如意识障碍、瞳孔改变、呼吸不规则、血压升高等临床表现。及时使用快速脱水降颅内压及护脑药物。

（2）酸中毒：过度肌肉活动可使机体的无氧代谢增加，导致乳酸中毒。定时监测血气，及时纠酸，维持水、电解质平衡。

（3）心律失常：抽搐发作时心脏处于缺血缺氧状态，加之交感神经兴奋、电解质紊乱均可导致心律失常。给予心电监护，注意观察心电图的T波变化。

（4）肾功能损害：酸中毒、电解质紊乱、血压改变均可使肾功能受损害。监测肌酐、尿素氮,观察出入量。

8. 一般护理

(1) 抽搐发作时做好安全护理,如取出义齿,防止误吸;用缠有纱布的压舌板放于上、下臼齿之间,防止舌咬伤;勿用力按压抽搐的肢体,防止骨折、脱臼;安好床档,防止坠床。

(2) 保持环境安静,尽量避免刺激,各种检查、治疗和护理操作应集中进行。

(3) 做好心理护理,消除恐惧心理。

第十节　消化道出血的急救护理

一、概述

消化道以屈氏韧带为界,其上的消化道出血称为上消化道出血,其下的消化道出血称为下消化道出血。

1. 上消化道出血的病因　上消化道疾病;门静脉高压引起的食管胃底静脉曲张破裂或门脉高压性胃病;上消化道邻近器官或组织的疾病:胆道出血,胰腺疾病累及十二指肠,主动脉瘤破入食管、胃或十二指肠,纵隔肿瘤或脓肿破入食管;全身性疾病:血管性疾病、血液病、尿毒症、结缔组织病、急性感染、应激相关胃黏膜损伤。

2. 下消化道出血的病因　肠道原发疾病、全身疾病累及肠道。

二、病情评估

1. 临床表现

(1) 呕血与黑粪:是上消化道出血的特征性表现。下消化道出血一般为血便或暗红色大便,不伴呕血。

（2）失血性周围循环衰竭：一般表现为头晕、心慌、乏力、突然起立发生晕厥、肢体冷感、心率加快、血压偏低等。严重者呈休克状态，表现为烦躁不安或意识不清、面色苍白、四肢湿冷、口唇发绀、呼吸急促等，休克未改善时尿量减少。

（3）贫血和血象变化：急性大量出血后均有失血性贫血，但在出血的早期，血红蛋白浓度、红细胞计数与红细胞压积可无明显变化。在出血后，组织液渗入血管内，使血液稀释，一般需经3~4小时以上才出现贫血，出血后24~72小时血液稀释到最大限度。贫血程度除取决于失血量外，还和出血前有无贫血、出血后液体平衡的状况有关。

（4）发热。

（5）氮质血症：上消化道大量出血后，由于大量血液蛋白质的消化产物在肠道被吸收，血中尿素氮浓度可暂时增高，称为肠源性氮质血症。

2. **主要辅助检查**

（1）红细胞计数、血红蛋白、血小板测定。

（2）内镜检查，了解出血的部位和病因，还可通过内镜进行止血。

（3）X线钡餐检查，明确出血部位。

（4）其他：放射性核素显像、动脉造影等。

三、急救护理

1. 建立静脉通道：迅速建立两条以上大静脉通道，抽血验血型、交叉备血，快速输液、输血。

2. 出血期禁食。

3. 止血药的使用：根据医嘱准确、快速给予止血药。

4. 三腔二囊管压迫止血：若确诊为食管-胃底静脉曲张破裂出血，应立即插入三腔管予压迫止血。做好三腔二囊管的使用护理。

5. 经内镜局部止血治疗：常用的有急诊胃灌洗、经内镜喷洒药物止血、局部注射止血、经内镜激光止血等。

6. 临床观察内容

（1）严密监测血压、呼吸、体温的变化，观察呕血和便血的量、颜色、性状并详细记录，记录24小时出入量。

（2）保证输血、输液通畅，以维持水电解质、酸碱平衡。对心、肺疾患者应监测心脏功能，通过测定中心静脉压来控制输液速度。

7. 并发症的观察和预防

（1）窒息：大出血时头偏向一侧，嘱患者不要咽下呕吐物，床边备吸引器，必要时准备气管切开。

（2）失血性休克：注意患者脸色，出血的量、性状和颜色，一旦发现患者大汗淋漓、面色苍白、血压下降、脉搏细速等，应考虑失血性休克的发生，应立即报告医生，同时进行抗休克治疗。

8. 出现下列情况应外科手术治疗，积极做好术前准备：①经包括内镜治疗在内的内科治疗无效者；②多次反复出血，久治不愈者；③较大溃疡出血，内镜下有恶变可能者；④慢性十二指肠球后病变出血或胃小弯溃疡，出血来自较大动脉不易止血者。

9. 一般护理

（1）出血量大的患者绝对卧床休息，保持环境安静、温度适宜，注意保暖。

（2）专人护理，细微生活照顾，消除恐惧。

（3）给予吸氧。

第十一节　急腹症的急救护理

一、概述

急腹症是指以急性腹痛为突出表现，具有发病急、变化快、病情重等特点。一般可分为内、妇、儿和外科急腹症。引起急腹症的病因包括内、外、妇、儿等科的许多疾病，但以外科疾病最常见。

二、病情评估

详细询问病史，准确的身体检查，必要的辅助检查，合理地综合分析判断。

（一）病史
是诊断急腹症的重要依据之一。

（二）症状
1. 腹痛

（1）部位：一般情况腹痛起始和最明显的部位往往是病变所在的部位。疼痛的放射部位是某些疾病的特征。如胆囊炎及胆石症的疼痛可放射到肩部，胰腺炎可放射到腰背部，输尿管结石可放射到会阴部。

（2）性质：腹痛发作的特点一般可分为持续性、阵发性和持续性疼痛伴有阵发性加重三种。

（3）程度：不同病因引起的疼痛程度也有所不同，当然要注意患者对疼痛的敏感程度。

（4）腹痛时患者喜取的体位。

2. 胃肠道症状

（1）恶心、呕吐：早期为反射性，是内脏神经受到刺激所致,一般较轻。

(2) 大便情况:要注意询问有无肛门排气,有无大便及性状、颜色。

(3) 其他伴有症状:绞痛伴有尿频、尿急、尿痛或血尿,多考虑泌尿系感染和结石。腹痛伴有胸闷、咳嗽、血痰或伴有心律失常,应考虑胸膜、肺部炎症或心绞痛等。

3. 发热 急腹症早期,体温可正常或稍高,以后逐步升高。

(三) 体格检查

急腹症患者的检查应既有重点,又不可忽视全面、系统。

1. 全身检查

(1) 生命体征:体温、脉搏、呼吸、血压。

(2) 意识、体位、肤色(包括出血点、皮疹)、肢端末梢循环情况。

(3) 心、肺、脑、肝、肾等重要脏器的检查:对周身情况的观察在急腹症是十分重要的,可以初步判断患者病情的轻、重、缓、急。

2. 腹部检查

(1) 视诊:腹部形态、腹式呼吸是否存在或减弱,有无胃肠型及蠕动波。

(2) 触诊:腹痛部位、范围、程度及压痛、反跳痛。腹肌紧张的范围和程度。腹腔内腹股沟部有无肿块及位置、大小、形状、边缘、硬度、压痛和活动度。

(3) 叩诊:肝浊音界缩小或消失,腹内有无移动性浊音。

(4) 听诊:肠蠕动音是否减弱或亢进,有无气过水声。

(5) 肛门指诊检查应作为常规内容,由此可以发现肿瘤、肠套叠等。

三、急救护理

1. 生命体征平稳者取半卧位。
2. 通知患者禁食、禁水,必要时行胃肠减压。
3. 建立静脉通路,根据病情抗休克、抗腹胀治疗,维持水、电解质及酸碱平衡。
4. 按医嘱给予抗炎、抑制消化酶分泌、制酸剂。
5. 临床观察

(1) 严密观察病情,评估腹痛部位、性质、程度、有无放射及伴随症状。

①部位:注意有无转移性疼痛、放射性疼痛。

②性质:持续性疼痛多反映腹内炎症和出血,因为炎性物质及腹腔内的血液刺激腹膜所致。阵发性腹痛多为空腔脏器梗阻或痉挛所致。

③程度:腹痛一般可有胀痛、刺痛、烧灼样痛、刀割样痛、钻顶样痛,也有些患者开始腹痛较轻呈隐痛,随着病情的发展而腹痛逐渐变得剧烈。

④腹痛的放射部位:如胆囊炎及胆石症的疼痛可放射到肩部,胰腺炎可放射到腰背部,输尿管结石可放射到会阴部。

⑤注意患者喜取的体位:如脏器穿孔、破裂所致的腹膜炎,患者常采取侧卧屈曲位,厌动;胆道蛔虫、胆绞痛患者常常辗转反侧、抱腹等。

(2) 注意胃肠道症状

①恶心、呕吐:如阑尾炎早期、胃十二指肠溃疡穿孔等。由于胃肠道通过障碍导致呕吐,称为逆流性呕吐,一般表现较晚、较重,如晚期肠梗阻。也有因毒素吸收刺激中枢所致,晚期出现呕吐。

②大便情况:注意观察有无肛门排气和大便性状及颜色。如

腹痛发作后停止排气、排便，多为机械性肠梗阻。反之，若出现腹泻或便后伴里急后重，可能是肠炎或痢疾。柏油便常为上消化道出血，小儿果酱样便应考虑肠套叠。

（3）观察腹部体征变化，注意有无腹膜刺激征、肠鸣音、移动性浊音等。

（4）观察尿量，记24小时出入量。

（5）监测生命体征情况，定时测量体温。

（6）动态监测血常规、电解质变化。如有异常，及时通知医生进行处理。

6. 药物的观察

（1）对诊断不明，需继续观察的患者，严禁使用止痛剂，以免掩盖病情。

（2）抗生素使用过程中要注意有无药物过敏反应。

7. 对出现下列情况，应考虑急诊手术：

（1）腹内出血不止。

（2）疑有肠坏死或肠穿孔而有严重腹膜炎者。

（3）绞窄性或扭转性脏器梗阻。

（4）空腔脏器穿孔。

（5）经密切观察和积极治疗后，腹痛不缓解，腹部体征不减轻，全身情况无好转反而加重。

8. 一般护理

（1）未能排除肠坏死、肠穿孔等不用灌肠和服用泻药。

（2）心理护理应注意消除紧张、焦虑心情，稳定情绪，并做好生活护理。

第十二节　急性重症胰腺炎的急救护理

一、概述

急性胰腺炎（acute pancreatitis）是一种常见的严重急腹症，其发生率为 1.5%~2.3%，仅次于急性阑尾炎、急性胆囊炎、急性肠梗阻和溃疡病急性穿孔，居急腹症的第 5 位。根据病理变化，急性胰腺炎可分为急性水肿性胰腺炎（轻症胰腺炎）和急性坏死性胰腺炎（重症胰腺炎）；根据发病原因可分为胆石性急性胰腺炎、酒精性急性胰腺炎、手术后急性胰腺炎、药物性急性胰腺炎和特发性急性胰腺炎。

二、病情评估

1. 症状

（1）腹痛：重症急性胰腺炎最突出和最早出现的症状。

（2）胃肠道症状：患者出现持续反射性恶心和呕吐，呕吐后腹痛、腹胀并不减轻。

（3）黄疸：胆石嵌顿于胆总管壶腹部、胆总管下端水肿或受肿大胰头的压迫、肝胰壶腹括约肌痉挛等可以影响胆汁的排出，使患者出现黄疸。

（4）全身症状：多数患者可有发热。重症急性胰腺炎时血管活性物质和消化酶大量释放，导致血管通透性增加，血容量减少，引起腹腔大量积液和休克，可能并发低氧血症、呼吸困难、高血糖、低血钙、肾功能衰竭、胃肠道出血或弥散性血管内凝血。个别患者发病后很快进入休克状态，出现胰性脑病，表现为脉搏细速、血压下降、呼吸急促、面色苍白、四肢湿冷、尿少、意识障碍、谵妄等，多在 12 小时内死亡。

2. 体征

（1）腹膜炎体征：重症急性胰腺炎患者有局部压痛或全腹痛，有明显的肌紧张和反跳痛，叩诊可有移动性浊音，肠鸣音减弱或消失，腹式呼吸减弱（腹腔炎症和疼痛的刺激导致）。

（2）皮下出血：外溢的胰液沿组织间隙到达皮下，溶解皮下脂肪，使毛细血管破裂出血，出现皮下斑点，出现腰部蓝棕色斑（Grey – Turner 征）或脐周围蓝色改变（Cullen 征）。

3. 实验室检查

（1）血尿淀粉酶升高（大于 500 单位），或突然下降至正常但病情恶化。

（2）C 反应蛋白：是公认的重症胰腺炎的血清标志物。

（3）白介素 6：细胞因子白介素 6 是早期诊断重症胰腺炎的可靠指标。

三、急救护理

1. 生命体征平稳者取半卧位，给予吸氧。
2. 严格禁食、禁水，必要时行胃肠减压。
3. 建立静脉通路，根据病情抗休克、抗腹胀治疗，维持水、电解质及酸碱平衡。
4. 遵医嘱正确用药，减少胰酶分泌。

（1）抗胆碱能药物的应用：阿托品、山莨菪碱等。

（2）胰酶抑制剂：抑肽酶。

（3）生长抑制素：奥曲肽。

（4）抑酸药：法莫替丁、奥美拉唑。

（5）氟尿嘧啶。

（6）肾上腺皮质激素：地塞米松、氢化可的松等。

（7）抗生素：根据病情使用广谱抗生素。

5. 营养支持疗法：可行全胃肠外营养支持疗法。

6. 必要时手术治疗。

7. 临床观察

(1) 严密观察病情,评估腹痛部位、性质、程度、有无放射及伴随症状。

(2) 注意有无胃肠道症状,如恶心、呕吐、排气或排便停止等。

(3) 观察腹部体征变化,注意有无腹膜刺激征、肠鸣音、移动性浊音等。

(4) 观察尿量,记24小时出入量。

(5) 监测生命体征情况,必要时测CVP,定时测量体温。

(6) 动态监测血、尿淀粉酶及血常规、电解质变化。

8. 药物的观察

(1) 对诊断不明,需继续观察的患者,严禁使用止痛剂,以免掩盖病情。

(2) 抗生素使用过程中要注意有无药物过敏反应。

9. 并发症的观察和预防

(1) 急性呼吸衰竭:严密观察患者的意识、呼吸频率与节律、有无发绀等,监测动脉血氧饱和度,发现异常及时告知医生。

(2) 消化道出血:注意患者有无腹痛、恶心、呕吐情况,观察呕吐物及大便的颜色、量和性状。

(3) 败血症:注意体温变化,出现发热时应查出原因,积极对症处理。

10. 一般护理

(1) 卧床休息,注意保暖,病室保持适宜的温度、湿度。

(2) 心理护理,消除紧张、焦虑情绪。

(3) 做好生活护理。

第十三节 肝性脑病的急救护理

一、概述

肝性脑病过去称肝性昏迷,是由严重肝病引起的以代谢紊乱为基础、中枢神经系统功能失调的综合征。大部分肝性脑病是由各型肝硬化(病毒性肝炎肝硬化最多见)引起,也可由为改善门静脉高压的门体分流手术引起。小部分肝性脑病见于重症病毒性肝炎、中毒性肝炎和药物性肝病的急性或暴发性肝功能衰竭阶段。更少见的病因有原发性肝癌、妊娠期急性脂肪肝、严重胆道感染等。

二、病情评估

主要临床表现是意识障碍、行为失常和昏迷。根据意识障碍程度、神经系统表现和脑电图改变,可分为四期。

一期(前驱期):轻度性格改变和行为失常,如欣快激动或淡漠少语、衣冠不整或随地便溺。应答尚准确,但吐字不清且缓慢。可有扑翼样震颤,脑电图多数正常。此期历时数日或数周,有时症状不明显,易被忽视。

二期(昏迷前期):以意识错乱、睡眠障碍、行为失常为主。前一期症状加重,扑翼样震颤存在,脑电图有特异性异常。患者可出现不随意运动及运动失调。

三期(昏睡期):以昏睡和精神错乱为主,各种神经症状持续或加重,大部分时间患者呈昏睡状态,但可以唤醒。扑翼样震颤仍可引出。肌张力增加,四肢被动运动常有抵抗力。锥体束征常呈阳性,脑电图有异常波形。

四期(昏迷期):意识完全丧失,不能唤醒。浅昏迷时,对痛刺激和不适体位尚有反应,腱反射和肌张力仍亢进;扑翼样震颤无法引出。深昏迷时,各种反射消失。肌张力降低,瞳孔常散大,可出现阵发性惊厥、踝阵挛和换气过度。脑电图明显异常。

三、急救护理

1. 吸氧,保持呼吸道通畅,及时清除口、鼻腔分泌物,必要时行气管切开。

2. 迅速去除诱因

(1) 消化道出血:补充血容量,迅速止血,清除胃肠道积血。

(2) 低钾:每日口服氯化钾 4~6g,短期内失钾较多者,静脉补钾。一次放腹水不超过 3000ml。

(3) 感染:选择适宜的抗生素。

3. 按医嘱正确用药

(1) 减少体内氨的产生:限制蛋白质的摄入,以葡萄糖供应热能,促进蛋白质合成雄性激素。口服新霉素 0.5mg,每 6 小时一次,可抑制大肠埃希菌。口服乳果糖 20~40ml,每日 3 次,可使肠道为酸性,阻止氨的吸收。清洁肠道。

(2) 应用药物去除体内的氨:谷氨酸盐,有谷氨酸钾、谷氨酸钠;25% 精氨酸,10~20g/d;鱼精蛋白对肝昏迷有出血倾向患者有益;γ-氨酪酸有恢复肝细胞功能和降低血氨的作用。

(3) 左旋多巴:每日 3~5g,口服或静滴,可改善脑细胞功能,促进苏醒作用优于谷氨酸。不宜与碱性药物、维生素 B、氯丙嗪等合用。

(4) 抗胆碱能药物:解除微循环痉挛,调整机体免疫功能,阻断抗原-抗体反应。

(5) 复方氨基酸制剂:纠正支链氨基酸/芳香氨基酸比值异常,调整氨基酸代谢失调,促进意识改善。

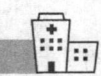

（6）降压药：治疗脑水肿，常用20%甘露醇，用法为每次1~2g/kg，每4~6小时一次。

（7）治疗原发病：原发病多为重症肝炎和肝硬化，应使用保肝药物，如维生素C、维生素K_1、维生素B、维生素E联用。维丙胺能量合剂对保肝、利胆、降低转氨酶、促苏醒均有益。

4. 血浆置换：是治疗急性肝功能衰竭的一个有效方法，排除血中过剩的毒性代谢产物，补充外源性血浆。

5. 血液透析治疗。

6. 支持疗法：促进肝细胞生长，每日总热能6694kJ左右，糖300g左右，适量输血或白蛋白；水的出入保持轻度负平衡，钾盐可采取"宁偏多勿偏少"的原则，钠盐则相反；酸碱平衡应持"宁酸多勿偏碱"的原则。

7. 有条件者进行人工肝治疗或肝移植。

8. 严密观察病情变化，包括生命体征、主要症状、体征等，还应特别注意有无精神错乱、嗜睡、扑翼样震颤等。如有异常立即告知医生，及时处理。

9. 药物观察

（1）应用去除体内氨的药物时应根据电解质情况应用谷氨酸盐，高钾者不宜用谷氨酸钾，高钠者不宜用谷氨酸钠；高血钾者慎用25%精氨酸；鱼精蛋白对肝昏迷有出血倾向患者有益，但用肝素者不宜选用；低血压者禁用γ-氨酪酸。

（2）左旋多巴不宜与碱性药物、维生素B、氯丙嗪等合用。

10. 并发症的观察和预防

（1）水、电解质和酸碱平衡失调：观察尿量，准确记录出入量，定期复查肝功能、肾功能、血气分析和电解质等。

（2）脑水肿：注意输液速度和量，防止输液过快，水的入量应限于2000ml/d。

11. 一般护理

(1) 卧床休息,对意识不清的患者做好安全防护,适当应用约束带及床栏。

(2) 饮食保证每日热量为 1500～2000kcal,发生昏迷时禁止蛋白质饮食,待病情好转后给予逐渐调整。

第十四节 糖尿病酮症酸中毒的急救护理

一、概述

糖尿病酮症酸中毒是指体内胰岛素缺乏,使胰岛素反调节激素增加,引起糖和脂肪代谢紊乱,以高血糖、高酮血症和代谢性酸中毒为主要改变的临床综合征。

酮症酸中毒的发病大多有诱发因素,最常见的是各种感染,如呼吸道感染、泌尿道感染和皮肤感染等,约占50%以上;其他有胰岛素应用不当,如长期用量不足或突然中断;饮食失调;精神刺激或其他应激因素,如手术创伤、分娩、高热等;拮抗胰岛素的激素分泌量明显升高,如胰高血糖素、儿茶酚胺等。

二、病情评估

(一) 主要症状

1. 早期仅有多尿、口渴、多饮、疲倦等糖尿病症状加重或首次出现。

2. 进一步发展出现食欲减退、恶心、呕吐、极度口渴、尿量显著增加,并常伴有头痛、嗜睡、烦躁。

3. 后期出现尿量减少,皮肤干燥、弹性差,眼球下陷,眼压低,声音嘶哑,四肢厥冷,甚至各种反射迟钝或消失、昏迷。

（二）体征

1. 呼吸深而快，呼出气体有烂苹果味。

2. 脉搏细弱，血压下降、脉压缩小，可出现低血容量性休克。

（三）实验室检查

1. 尿糖及尿酮体阳性（极少数原有或伴有严重肾功能损害者，肾阈可增高而出现尿酮体阴性），可有蛋白及管型。

2. 血白细胞数增高可达 $200 \times 10^9/L$，血红蛋白升高。

3. 血糖明显升高，多为 300~600mg/dl，超过 600mg/dl 应注意高渗性昏迷。血酮体增高可超过 50mg/dl，其正常值为 0.3~2mg/dl。血 pH < 7.25，CO_2 结合力常在 13.47mmol/L 以下。

4. 血浆电解质钠、钾、氯、镁可低下、正常或增高。

5. 血尿素氮可升高，与脱水及肾功能损害有关。

6. 酸碱平衡失调。

三、急救护理

1. 小剂量胰岛素治疗　首次剂量为普通胰岛素 20U，静脉推注，以后普通胰岛素按 0.1U/（kg·h）加入生理盐水或平衡液中持续静脉给药。当血糖降至 250mg/dl 左右时，可开始输入 5% 葡萄糖溶液加胰岛素治疗，每 3~5g 葡萄糖加 1U 胰岛素，按 4U/h 胰岛素的速度静脉滴注；当患者血浆碳酸氢盐恢复大于 18~20mmol/L、尿酮体消失并能进食进水时，可改为皮下注射胰岛素，但应在停静脉滴注胰岛素前 1 小时给予，经皮下注射 1 次，防止血糖回跳。

2. 补液　血钠正常，使用等渗液，若血钠 > 155mmol/L，则用 0.45% 的盐水，开始 2 小时内可输入 1000~2000ml，第 2~6 小时内输入 1000~2000ml，第 8~12 小时可输入 2000~3000ml，

第 1 天总量 4000～5000ml，严重者可达 6000～8000ml。但要注意心功能情况，并根据血压、脉搏、每小时尿量、末梢循环、中心静脉压等情况调整输液量及输液速度。必要时可给予胶体及其他抗休克措施。

3. 补充电解质 胰岛素治疗后血钾可下降，故在静脉输入胰岛素及补液的同时应补钾，可用 10% 氯化钾 10～15ml 加入 500ml 溶液内静脉滴注，一般每日可给 3～9g，应在心电监护下，根据尿量、血钾水平调整补钾量和速度。糖尿病酮症酸中毒患者血钠多数偏低，一般在补液时给一定量的生理盐水和平衡液，则血钠可以保持正常。

4. 纠正酸中毒 轻症患者经补液及胰岛素治疗后，酸中毒可逐渐得到纠正，不必补碱；重症酸中毒 pH＜7.1 或 [HCO_3^-]＜10mmol/L，可给予适当剂量的碳酸氢钠，剂量不宜过大，一般每公斤体重给 5% 碳酸氢钠 1ml。

5. 诱因与并发症的救治

（1）感染：尽快应用广谱抗生素，抗生素的使用指征应适当放宽。

（2）休克：经补液治疗后应纠正，如血压持续不升、休克严重者，应考虑有心肌梗死、肾上腺皮质功能不全等因素存在。

（3）心力衰竭：可因输液过多、过快或碱性药物使用不当所引起，应根据血压、心率、尿量、中心静脉压等指标调整输液速度及输液量，必要时可用强心剂和利尿剂。

（4）急性肾衰竭：多因严重失水、休克引起。应尽快纠正失水及进行抗休克治疗，必要时可行血液透析治疗。

6. 临床观察内容

（1）严密观察体温、脉搏、呼吸、血压，注意呼出气有无酮味，低血钾患者应做心电图监测。

（2）及时采集血标本、尿标本，送检尿糖、尿酮、血糖、血酮、血电解质及血气等。

（3）准确记录 24 小时出入量。

7. 药物观察内容　胰岛素用量要准确，注射部位要经常更换，防止局部硬化，局部消毒要严格，防止感染。治疗过程中应及时监测血糖，防止出现低血糖反应。

8. 并发症的观察和预防

（1）严密观察瞳孔大小和对光反应，注意意识状态，若治疗后酸中毒纠正、血糖下降，但昏迷反而加重或清醒后再度陷入昏迷要警惕脑水肿的发生，应及时报告医生采取措施。

（2）按医嘱及时补液，纠正脱水及电解质紊乱，输液不宜过多、过快，以免发生肺水肿。

（3）做好基础护理，定时清洁口腔及皮肤，预防感染和压疮的发生。

9. 一般护理

（1）绝对卧床休息，注意保暖，必要时吸氧。

（2）做好心理护理，消除紧张情绪。

第十五节　泌尿系结石的急救护理

一、概述

泌尿系结石又称尿石症，是肾、输尿管、膀胱、尿道结石的总称。结石的形成和环境、全身及泌尿系疾病有关。引起结石的原因很多，例如，①局部原因：细菌（坏死组织、脓块等可形成结石核心；分解尿素为氨，磷酸盐沉淀形成结石）；异物（针线塑料等）；尿淤滞（尿路梗阻，长期卧床）。②全身因素：代谢紊乱（甲状旁腺功能亢进，痛风）。③水源（含钙量高）。④其他，如药物等。

二、病情评估

1. 症状

（1）上尿路结石症状

①疼痛：肾结石，无梗阻可不痛，若结石活动突然阻塞，可突然绞痛。疼痛性质为阵发性绞痛，疼痛沿输尿管走向，可向大腿内侧、会阴部放射。疼痛时难以忍受，面色苍白出冷汗，常伴恶心呕吐。

②血尿：结石运动时损伤黏膜出血，常在绞痛后出现显微镜下血尿或肉眼血尿。

③感染症状：结石伴感染时，可出现膀胱刺激征等症状，如继发肾积脓，可出现高热、寒战等。

（2）下尿路结石症状：膀胱结石主要是膀胱刺激症状，如尿频、尿急和排尿终末疼痛。典型症状为排尿突然中断并感疼痛。尿道结石表现为排尿困难，点滴状排尿及尿痛，甚至急性尿潴留。

2. 体征

3. 实验室检查　尿常规，血液检查。

4. 影像学检查　X线、B超检查，输尿管肾镜、膀胱镜检查。

三、急救护理

1. 观察　密切观察患者疼痛的部位、性质、程度，伴随症状有无变化及生命体征的变化。

2. 休息　发作期卧床休息，注意防止其坠床。

3. 镇痛　指导患者分散注意力、深呼吸等非药物方法缓解疼痛，不能缓解时遵医嘱应用镇痛药物。如肌注阿托品或哌替啶，必要时间隔4~6小时可重复使用。哌替啶的不良反应有头昏、头痛、出汗、口干、恶心、呕吐等,过量可致瞳孔散大、惊厥、幻觉、心动过速、血压下降、呼吸抑制、昏迷等,用药后注意观察生命体征。也可用山莨菪碱或黄体酮,均能解痉并增加输尿管蠕动而缓解痉挛。山莨菪碱的副作用一般有口干、面红、轻度扩瞳、视近物模糊等,应观察患者用药后痉挛缓解的情况,做好解释工作并配合医生做其他相关治疗,包括:①合并感染者按医嘱给抗生素治疗;②恶心、呕吐严重者按医嘱补液,注意电解质平衡。

4. 血尿发生时 嘱患者减少活动,卧床休息。严密观察出血情况,嘱患者多饮水,以冲淡血尿,保持排尿通畅。如果尿色鲜红,伴有血块,应立即报告值班医生及时处理。必要时遵医嘱给予止血治疗。查血常规、血型,交叉备血,血红蛋白下降者输入新鲜血既可补充红细胞、血容量,又能增加止血的作用。询问患者是否患有其他疾病,如糖尿病,必须控制好血糖,以利于止血。积极协助医生诊查,寻找出血的原因和部位。

5. 脓尿发生时 及时监测并观察体温的变化,及时留取尿液进行化验,利于医生判断感染的程度。

6. 肾脏肿大时 因尿路某部位有梗阻时,其近侧管腔内压力增高,最终可导致肾积水。肾积水体积增大时可触及肿大的肾脏,可实施导尿术、耻骨上膀胱造瘘术。

7. 双侧结石 可导致无尿及肾衰竭,可实施经腹腔镜肾盂切开取石术及经皮肾镜碎石取石术或输尿管镜碎石取石术,并严密观察导尿管引流尿液的颜色,保持导尿管引流通畅,嘱其多饮水。

8. 心理护理 向患者及家属讲解尿路结石的相关知识,耐心回答患者提出的各种疑问,缓解其焦虑恐惧心理。

第十六节　宫外孕的急救护理

一、概述

异位妊娠是指受精卵在宫腔以外的器官着床发育，又称宫外孕。

二、病情评估

1. 症状

（1）停经：多数患者停经6~8周以后出现不规则的阴道流血，但有些患者因月经期仅过几天，误将不规则的阴道流血视为月经，也可能无停经主诉。

（2）腹痛：腹痛多发生在排大便时或增加腹压时。开始为患侧下腹剧痛，呈持续性或间歇性，疼痛为钝痛、绞痛或欲便感的肛门坠痛。出血多时可刺激腹膜产生全腹剧痛。血液达上腹刺激膈肌，则产生上腹痛及肩胛放射性疼痛。

（3）阴道流血：胚胎死亡后常有不规则阴道流血，色暗红或深褐，量少呈点滴状，一般不超过月经量，少数患者阴道流血量较多，类似月经。

（4）晕厥与休克：由于是腹腔急性内出血及剧烈腹痛，轻者出现晕厥，严重者出现失血性休克。出血量越多、出血越快，症状出现也越迅速、越严重，但与阴道流血不成正比。

（5）腹部包块：当输卵管妊娠流产或破裂后所形成的血肿时间过久，可因血液凝固，逐渐机化变硬并与周围器官（子宫、输卵管、卵巢、肠管等）发生粘连而形成包块。

2. 体征

（1）一般情况：患者呈急重病容、贫血貌，四肢湿冷，脉搏快而弱,血压下降。

(2) 腹部检查:腹部有压痛及明显的反跳痛,以患侧为显著。

(3) 阴道检查:宫颈有明显的举痛,变软;子宫正常大小或稍大,偏软,出血多时子宫有漂浮感;子宫直肠陷凹饱满,且有明显触痛。

三、急救护理

1. 大量内出血时的紧急处理

(1) 迅速建立静脉通道,进行验血、备血,快速输液、输血。

(2) 给予吸氧。

(3) 禁食、禁水。

(4) 严密监测生命体征,注意皮肤、口唇、指甲颜色。

(5) 注意腹部症状和体征,注意腹部是否膨隆,有无压痛、反跳痛。

(6) 快速做好术前准备。

2. 手术治疗

(1) 输卵管切除术:适用于腹腔大量出血、伴有休克的急性患者。一般施行患侧输卵管切除。输卵管间质部妊娠时,可行子宫角部切除及患侧输卵管切除,必要时切除子宫。对侧输卵管有粘连、闭锁时,可行输卵管分离术及伞端造口术。

(2) 保守性手术:适用于要求生育的年轻妇女。由于 B 超、hCG 及腹腔镜的应用使异位妊娠的早期诊断成为可能,为输卵管妊娠的保守性手术创造了有利条件。伞部妊娠可行挤压术排出胚胎;壶腹部妊娠可纵向切开壶腹部,取出血块和胚胎,切口不缝合,称为造口术或开窗术;峡部妊娠可切除病灶,两侧断端行端端吻合术。以上手术也可在腹腔镜下进行。

3. 积极纠正患者的休克症状,注意进出量平衡。保持静脉通道通畅,视病情及时快速地输血输液。

4. 患者应卧床休息,避免腹部压力增大,从而减少异位妊娠破裂的机会。

5. 临床观察

(1) 密切观察患者的一般情况、生命体征,并重视患者的主诉,尤应注意阴道流血量与腹腔内出血不成比例,当阴道流血量不多时,不要误认为腹腔内出血量亦很少。

(2) 严密观察患者的出血情况,注意有无腹痛加剧、肛门坠胀感明显等情况,以便能及时发现病情的发展,给予相应的处理。必要时做好手术准备。

6. 药物的观察

(1) 对非手术治疗的患者,用化学药物治疗期间应用B超和β-hCG进行严密监测,并注意患者的病情变化及药物的毒性反应。若用药后14日β-hCG下降,连续3次阴性,腹痛缓解或消失,阴道流血减少或停止者为显效。

(2) 在使用甲氨蝶呤(methotrexate,MTX)期间,要观察药物的毒性反应,一般恶心、呕吐等胃肠道反应较轻。胃炎、腹泻和口腔溃疡较常见。

(3) 在使用甲氨蝶呤期间,要观察药物引起的骨髓抑制毒性反应,一般白细胞和血小板减少发生在用药后4~14天,21天恢复。

7. 并发症的观察及预防

(1) 失血性休克:在保守患者治疗期间或手术患者术前准备中,应严密观察患者面色和血压、脉搏变化,如出现面色苍白和血压下降、脉搏细速等,应警惕失血性休克的发生,及时向医生报告,迅速做好手术准备。

(2) 在用甲氨蝶呤治疗输卵管妊娠时,如用药后2周β-

hCG不降或反而升高，症状不缓解或反而加重，或有内出血，应考虑手术治疗。

第十七节 烧伤的急救护理

一、概述

大面积烧伤指的是烧伤总面积在30%以上，或Ⅲ°在10%~20%或总面积不到30%但有以下情况者：①全身一般情况差或已有休克；②合并严重创伤或化学中毒；③重度呼吸道烧伤（呼吸道烧伤波及喉头以下者）；④小儿烧伤面积达10%~15%。

烧伤的病因有热灼伤、化学伤、电烧伤。

二、病情评估

1. 烧伤面积的计算　我国目前常用的方法有以下几种。

（1）新九分法：成人和小儿的面积计算见表2-17-1。

表2-17-1　新九分法

部位		成人面积（%）		小儿面积（%）
头颈部	发际部	3		
	面部	3	1×9=9	9+（12-年龄）
	颈部	3		
双上肢	双上臂	7		
	双前臂	6	2×9=18	18
	双手	5		

续表

部位		成人面积（%）		小儿面积（%）
躯干	躯干前面	13	$3 \times 9 = 27$	27
	躯干后面	13		
	外阴	1		
双下肢	双臀	5	$5 \times 9 + 1 = 46$	46 – （12 – 年龄）
	双大腿	21		
	双小腿	13		
	双足	7		

（2）手掌法：伤员五指并拢，一手掌面积是1%。

实际计算烧伤面积时，宜先将大片烧伤区以新九分法计算，零星烧伤处再用手掌法计算，两者合计即为烧伤总面积。

2. 烧伤面积的估计　目前采用三度四分法，即根据烧伤的深度依次分为Ⅰ°、浅Ⅱ°、深Ⅱ°和Ⅲ°烧伤。但实际上烧伤各度之间常常是移行和混合存在的，尤其是深Ⅱ°与Ⅲ°之间更易混淆，因此早期不易确切地判断深度，一般等伤后2~3天深度区别比较明显，此时可重复核实。

3. 严重程度分类　临床上可将烧伤分为小面积和大面积两种。成人烧伤面积在15%以下（小儿10%以下）的Ⅱ°烧伤（包括散在的小块Ⅲ°烧伤）属小面积烧伤。烧伤面积超过上述限度的，或头面部烧伤面积较大和有Ⅲ°烧伤、伤势较重者，列入大面积烧伤，均应住院治疗。

4. 临床过程和表现　轻度烧伤（小面积）全身反应多不明显，中、重度（较大面积）烧伤常出现复杂的病理生理变化。临床上大致分成三个阶段。

（1）休克期：伤后48小时内，因大量体液渗出和丢失可引起低血容量性休克。体液渗出速度以伤后6~8小时内最快，36~48小时达高峰。此期临床表现可有口渴、烦躁不安、烧伤局部或全身反应性水肿、创面大量渗液、尿少、心率快、血压降低和手足发凉等，深度烧伤可出现血红蛋白尿。

（2）中毒感染期：细菌易从烧伤创面侵入、繁殖而引起感染，严重的称为"创面脓毒症"。伤后24~28小时后，体液渗出转为回吸收，水肿逐渐消退，尿量增多。此阶段细菌、毒素和其他有害物质也被吸收，临床表现为高热、烦躁、谵妄等中毒症状，严重的可发生败血症和感染性休克。

（3）修复期：伤后5~8日开始，直至创面愈合。修复的过程与烧伤深度、伤员的全身情况及创面感染的控制有密切关系。不同深度烧伤的愈合时间也不同。深Ⅱ°及Ⅲ°烧伤愈合后均遗留瘢痕，易产生畸形和功能障碍。全身情况不良、低蛋白血症、创面处理不当或反复感染者，均可导致创面延迟修复。

三、急救护理

1. 现场救护　①迅速脱离现场；②抢救生命；③简单而有效地处理严重复合伤；④稳定伤员情绪，镇静和止痛；⑤保护创面和保温；⑥尽快转送。

2. 院内急救护理

（1）保持呼吸道通畅，给予氧气湿化吸入。对面颈部烧伤者和疑有吸入性损伤时，床旁备好气切包和吸引器等抢救物品。

（2）及时开放静脉通路，积极抗休克。输液方案：伤后第一个24小时补液量，每1%烧伤面积（Ⅱ°、Ⅲ°）、每公斤体重成人补胶体和电解质液共1.5ml（小儿1.8~2ml），另加每日水分需要量为2000ml（小儿按年龄或体重计算）。伤后8小时补入总量的一半，另一半在以后的16小时内补入。第二个24小时，给第一个24小时实际输入的胶、晶体液量的一半，若第一个24

小时因补液偏少而休克渡过不平稳者，应酌情增加。水分仍为2000ml。因烧伤渗液中除水和电解质外尚含蛋白质，故应补给胶体和电解质，常用的胶体是全血、血浆及血浆增量剂（如右旋糖酐）；常用的电解质液是乳酸林格溶液，晶、胶体比例一般为（1~2）:1。伤后出现休克、明显代谢性酸中毒和血红蛋白尿时，应在晶体液中增加碱性溶液。

（3）创面评估，估算面积及深度，可同时进行创面处理，用盐水清洗后，清除松脱组织，也可用烧伤软膏或1%磺胺嘧啶银糊剂等涂布，采用暴露、半暴露或包扎疗法。注射破伤风抗毒素。

（4）临床观察

①密切观察病情：每小时测量脉搏、呼吸、尿量（不少于30ml/h）、尿pH、比重一次，定时测体温。

②认真及时准确地做好各项记录，总结24小时出入量。

③观察意识、末梢循环、胃肠功能，注意创面的变化情况。

（5）药物的观察

①根据创面情况选用合适的抗生素，注射时观察有无过敏反应、发热等情况，并注意与其他药物之间有无配伍禁忌。

②用生长激素类药物时，要注意有无血糖升高、水电解质紊乱等情况。

（6）并发症的观察和预防

①消化道应激性溃疡：观察患者的大便颜色、次数和量，注意有无腹痛、恶心、呕吐等症状。发现有异常情况，应立即告知医生进行处理。

②急性呼吸衰竭：对有呼吸道烧伤的患者，要加强呼吸道护理，鼓励深呼吸，用力咳嗽，及时清除口鼻腔分泌物，翻身拍背，必要时气管切开，行机械辅助通气。严密观察呼吸情况，定时测血气。

③急性肾功能衰竭：观察每小时尿量、色、性状，定时检测尿 pH 值，积极预防急性肾功能衰竭的发生。

④急性心功能衰竭：休克期补液应注意根据病情调节，不能太多太快，输液过程中观察有无胸闷、呼吸困难、咳粉红色泡沫痰等症状。

（7）一般护理

①病室保持合适的温度和湿度。做好清洁护理（包括理发、修剪指甲，清洗健康皮肤，清洗口鼻腔等）。

②准确采集各种标本：应做到血液标本不溶血，新鲜标本及时送检，24 小时尿液不腐败。

第十八节　休克的急救护理

一、概述

休克是一种急性循环功能不全的综合征。由于各种严重的致病因素而引起急性微循环障碍，有效循环血容量减少，心排出量不足，导致普遍性细胞受损，各重要脏器功能衰竭。

临床上休克按病因可分为：

1. 低血容量性休克　多见于严重创伤、大出血、严重呕吐、腹泻、严重烧伤等。

2. 心源性休克　见于急性心肌梗死、严重心肌炎、心律失常等。

3. 感染性休克　多见于严重感染、体内毒性产物吸收所致等。

4. 过敏性休克　系药物或免疫血清等过敏而引起。

5. 神经源性休克　见于外伤、骨折和脊髓麻醉过深等。

6. 梗阻性休克　如心包填塞、张力性气胸、肺栓塞等。

尽管休克的病因不同，但当休克发展到一定阶段时，都表现出相同的病理生理特征，共同特点之一是任何类型的休克都有绝对或相对有效循环血容量减少，即机体的组织细胞处于低灌注状态。初期通过血管收缩等代偿机制尚可维持动脉压接近正常，迁延至失代偿期后即出现休克综合征，最后为细胞死亡。血液分布性休克（感染性休克、过敏性休克、神经性休克）的发病机制复杂，与前述不同。以感染性休克为例，初期周围血管阻力降低，心排出量升高；后期可因顽固性低血压和/或器官系统衰竭而死亡。

二、病情评估

1. 共同症状和体征

（1）早期面色苍白，主诉有口渴、皮肤出冷汗，脉搏加快，脉压减小，尿量轻度减少等。

（2）中期可出现意识淡漠或躁动不安，呼吸急促，面色苍白或发绀，脉搏细弱（>120次/分），收缩压下降至70～90mmHg以下。

（3）晚期病情进一步加重，可昏迷、点头呼吸，皮肤出现紫斑、花纹、四肢厥冷，脉搏细弱数不清，收缩压下降至60mmHg甚至测不到，少尿或无尿。

2. 不同类型休克的特征性表现

（1）低血容量性休克：①病史：有创伤、胃肠道出血或大量体液丢失（腹泻、呕吐）；②血压：早期正常，晚期下降；③外周静脉塌陷，脉压变小；④血流动力学改变：中心静脉压、肺毛细血管楔压和心排出量降低，外周血管阻力增加。

（2）心源性休克：①有心律失常、心肌梗死病史；②心脏疾病的症状和体征，心力衰竭时出现端坐呼吸、双肺底湿啰音及心尖部听诊有奔马律；③血流动力学改变：心排出量降低，中心静脉压和肺毛细血管楔压升高,外周血管阻力增加。

（3）感染性休克：①有发热、寒战；②早期四肢皮肤温暖,血压正常或偏高,心动过速；晚期四肢皮肤湿冷,血压下降。

（4）过敏性休克：接触某种过敏原后迅速发生呼吸困难、皮肤红肿或发绀、心动过速和低血压等。

三、急救护理

1. 患者病情许可,采取休克卧位（平卧或将头和脚各抬高20°左右）,注意保暖。

2. 立即开放两条以上大口径静脉通道,同时抽血查血型和交叉配血,必要时置深静脉导管,以监测中心静脉压及快速输液。

3. 保持呼吸道通畅,给予高流量吸氧。必要时气管插管,使用人工呼吸机,维持动脉血氧分压在 85~100mmHg。

4. 根据病因给予不同的治疗

（1）低血容量性休克

1）迅速补充血容量：针对有活动性出血的患者,首选平衡液,同时按晶胶体比例（2~3）:1输注溶液,如代血浆及成分输血等。以体液丢失为主的休克患者,开始用生理盐水,待血压回升后改用"541溶液"（每升含氯化钠5g、碳酸氢钠4g、氯化钾1g）,或用腹泻治疗液（每升含葡萄糖8g、氯化钠4g、醋酸钠6.5g、氯化钾1g）、乳酸林格液。

2）桡动脉置管监测血压的变化,维持收缩压在 90~100mmHg。

3）快速补液30分钟后血压仍不回升,应考虑适当应用肾上腺素、皮质激素及血管活性药物。

4）根据血电解质及血气分析结果选用补液的种类、量等。

5）对症治疗：创伤失血性休克者及时止血、包扎、固定；

上消化道出血者（食管、胃底静脉破裂出血）可用三腔两囊管压迫止血；腹泻者可适当给予止泻、解痉等药物。

6）根据医嘱正确使用止血剂

①立止血：1~2kU 静脉注射或肌内注射，可用于各种失血性休克。

② 血管活性药：如多巴胺 150mg 加 0.9% NS 或 5% GS 35ml，2~5ml/h。

③凝血酶：常用量为 1000U，用生理盐水稀释，每 4~6 小时口服 1 次，常用于上消化道出血。

④去甲肾上腺素：用冰水或冰生理盐水 200ml 加去甲肾上腺素 16mg 分次口服，用于上消化道出血。

7）有手术指征者及时做好术前准备，争取尽早手术治疗。

（2）心源性休克：及时纠正心律失常，控制心衰，急性心包填塞者行心包穿刺引流减压。

（3）感染性休克：扩容、抗感染、清除病灶。

（4）过敏性休克：可用肾上腺素 0.5~1mg 肌内注射。

5. 临床观察

（1）密切注意血压、脉搏、脉压变化，监测 CVP、PAWP 等血流动力学情况。

（2）血氧饱和度监测，定时测血气分析。

（3）积极止血，有手术指征者做好术前准备，争取尽早手术治疗。

（4）留置导尿，应密切观察尿量的变化，记录每小时尿量，监测尿常规、肾功能，记录 24 小时出入量。

6. 药物的观察

（1）血管活性药：多巴胺用量过大或滴注过快时可出现肾功能衰竭、心律失常等，因此，使用中应密切监测尿量、做好心电监护，观察心率、心律的变化。

（2）肾上腺素：用后可有头痛、心悸、肺水肿等，用药局部可有水肿、充血、炎症等，用后应注意观察相关情况。

7. 并发症的观察和预防

（1）肾功能衰竭：留置导尿，记录 24 小时出入量，特别注意每小时尿量，预防肾功能衰竭。

（2）心功能不全：严密观察患者心率、心律的变化，根据病情及时调整输液速度和量，防止心功能不全的出现。

（3）肺水肿：根据患者的生命体征，合理调整输液顺序、速度，监测 CVP，预防肺水肿。

（4）压疮：休克患者的卧床时间长，末梢血循环差，护理中应保持皮肤干燥、防止受压，注意预防压疮的发生。

8. 一般护理

（1）保持静脉通道通畅，根据患者的生命体征，合理调整输液顺序、速度。

（2）给予心理支持，消除恐惧和顾虑。

第十九节 水、电解质平衡失调的急救护理

一、概述

1. 体液组成及分布　成年男性体液约占体重的 60%；女性约占 50%；婴幼儿可高达 70%~80%。体液由细胞内液和细胞外液两部分组成。男性、女性细胞外液均约占体重的 20%。

2. 体液平衡及调节

（1）水平衡：人体内环境的稳定有赖于体内水分的恒定，人体每日摄入一定量的水，同时也排出相应量的水，达到每天出入水量的动态平衡。

正常成人每日摄入量：饮水 1600ml，食物 700ml，代谢氧化

生水200ml，合计2500ml；正常成人每日排出量：尿1500ml，粪200ml，呼吸300ml，皮肤蒸发500ml，合计2500ml。

（2）电解质平衡：维持体液电解质平衡的主要电解质为Na^+和K^+。

（3）体液平衡的调节：体液容量及渗透压的稳定由神经-内分泌系统调节。

3. 分类　临床上按病因分为：

（1）等渗性缺水：是指水和钠成比例丧失。为最常见的缺水类型。常见病因有：

①消化液急性丧失，如大量呕吐和肠瘘、肠梗阻等。

②体液急性丧失，如急性腹膜炎、大面积烧伤早期等。

（2）低渗性缺水：系水和钠同时丢失，但失钠多于失水，血清钠低于135mmol/L。常见原因有：

①胃肠道消化液持续性丢失致钠盐丢失过多，如反复呕吐、腹泻或大创面慢性渗液。

②等渗性体液丢失患者只喝白开水，或静脉输入大量葡萄糖液，造成细胞外液稀释。

③长期使用排钠利尿剂。

（3）高渗性缺水：指水和钠同时缺失，但失水多于失钠，血清钠高于150mmol/L。常见原因有：

①水分摄入不足，如长期禁食，吞咽困难，昏迷而未补充液体，或鼻饲高浓度肠内营养溶液。

②水分丧失过多，如大面积烧伤经创面蒸发大量水分、高热大量出汗、糖尿病患者因血糖未控制致高渗性利尿等。

（4）水中毒：总入水量超过排出量。水中毒较少见。常见原因有：

①肾衰竭排尿能力下降。

②机体摄水过多或静脉输液过多。

③各种原因引起 ADH 分泌过多。

（5）钾代谢异常

1）低钾血症：血清钾 <3.5mmol/L。常见原因有：

①摄入不足，如长期禁食、少食或静脉补充钾盐不足。

②体液丧失增加，应用促使排钾的利尿剂等。

③ K^+ 向细胞内转移，如大量输入高渗葡萄糖和胰岛素、代谢性碱中毒等。

2）高钾血症：血清钾 >5.5mmol/L。常见原因有：

①排钾障碍：多见于肾衰竭，是引起高血钾的常见原因。

②体内分布异常：缺氧、酸中毒，大量钾由细胞内释出，导致血清钾过高。

③摄入过多：静脉补钾过量、过快、过浓，以及大量输入保存期较久的库血等。

二、病情评估

1. 症状

（1）等渗性缺水：患者出现恶心、呕吐、厌食、口唇干燥、眼窝凹陷、皮肤弹性降低和少尿等症状，但不口渴。当短期内体液丧失达体重的5%时，可表现为心率加快、脉搏减弱、血压不稳定或降低、肢端湿冷等休克症状，常伴代谢性酸中毒。

（2）低渗性缺水：患者口渴不明显，因缺钠出现疲乏、头晕、软弱无力、恶心呕吐、表情淡漠、腓肠肌痉挛性疼痛较明显；较早出现站立性昏倒、血压下降甚至休克。早期尿量正常或略增多，但尿比重低，尿钠、氯含量下降；后期尿少，但尿比重仍低。

（3）高渗性缺水

①轻度：缺水量占体重的2%～4%。除口渴外，无其他临床症状。

②中度：缺水量占体重的4%～6%。除极度口渴外，常伴烦躁、乏力、皮肤弹性差、眼窝凹陷、尿少和尿比重增高。

③重度：缺水量大于体重的6%。除上述症状外，可出现躁狂、幻觉、谵妄甚至昏迷等脑功能障碍的表现。

（4）水中毒

①急性水中毒起病急，以脑水肿最为突出，表现为头痛、呕吐、视力模糊、谵妄、惊厥甚至昏迷，严重者可发生脑疝。

②慢性水中毒多被原发病的症状所掩盖，可出现软弱无力、恶心、呕吐、嗜睡、体重增加、皮肤苍白等症状。

（5）钾代谢异常

1）低钾血症

①肌无力：为最早的临床表现，一般先出现四肢肌软弱无力。

②消化道功能障碍：有恶心、呕吐、腹胀和肠麻痹等症。

③心脏功能异常：表现为心动过速、血压下降、心室颤动和心脏停搏。

④代谢性碱中毒和反常性酸性尿。

2）高钾血症：表现为意识淡漠、乏力、四肢软瘫、腹胀和腹泻等；严重者有微循环障碍的表现，如皮肤苍白、湿冷、低血压等，亦可有心动过缓、心律不齐，甚至心跳骤停于舒张期。

2. 检查

（1）实验室检查：红细胞计数、血红蛋白和血细胞比容，三种缺水均有不同程度增高；水中毒时均降低。血清钾<3.5mmol/L 或血清钾>5.5mmol/L。

（2）血清电解质检查：低渗性缺水血清钠<135mmol/L，高渗性缺水血清钠>150mmol/L。水中毒血钠可降至120mmol/L以下。

（3）动脉血气分析：可判别是否同时伴有酸（碱）中毒。

(4)心电图：低钾血症心电图示 T 波降低、QT 间期延长和 U 波。高钾血症心电图示 T 波高而尖和 QT 间期延长、QRS 波增宽和 P－R 间期延长。

三、急救护理

1. 维持充足的体液量

（1）去除病因。

（2）实施液体疗法：补液时须严格遵循定量、定性和定时的原则。

①定量：包括生理需要量、已丧失量和继续丧失量。

②定性：根据体液平衡失调的类型，选择补充液体的种类，如电解质、非电解质、胶体和碱性溶液。

③定时：单位时间内的补液量，取决于体液丧失的量、速度及各器官功能状态，应按先快后慢的原则进行分配，即第一个 8 小时补充总量的 1/2，剩余 1/2 总量在后 16 个小时内均匀输入。

（3）准确记录 24 小时出入水量，及时调整补液方案。

（4）疗效观察：患者补液过程中，护士必须严密观察治疗效果和注意不良反应。

2. 纠正体液量过多：水中毒患者应严格控制水的摄入量，对重症水中毒者遵医嘱给予高渗溶液（如 3% 氯化钠溶液）和利尿剂，如呋塞米等。同时注意观察病情的动态变化和尿量。遵医嘱做好透析护理。

3. 维持皮肤和黏膜的完整性：加强病情观察，做好预防压疮的护理，指导患者养成良好的卫生习惯，经常用漱口液清洁口腔；对有严重口腔黏膜炎症者，每 2 小时进行一次口腔护理，并遵医嘱给予药物治疗。

4. 加强对血清钾水平动态变化趋势的监测，控制病因或诱因的护理。

5. 低钾血症者补钾应遵循的原则：

（1）尽量口服补钾：常选用10%氯化钾溶液或枸橼酸钾口服，对不能口服者可经静脉滴注。

（2）禁止静脉推注钾。

（3）见尿补钾：一般尿量超过40ml/h方可补钾。

（4）总量限制：补钾量为氯化钾3~6g/d。

（5）控制补钾浓度：补液中钾浓度不宜超过40mmol/L。

（6）滴速勿快：补钾速度不宜超过20mmol/h。

6. 对高钾血症患者，输注5%碳酸氢钠或葡萄糖液加胰岛素，或给予患者口服阳离子交换树脂或保留灌肠，或予以腹膜透析或血液透析。

第二十节　酸碱平衡失调患者的急救护理

一、概述

酸碱平衡及调节：人体主要依靠体液中存在的缓冲对、肺和肾调节酸碱平衡。缓冲系统以HCO_3^-/H_2CO_3最为重要，其比值保持于20:1。

临床上按病因分为：

1. **代谢性酸中毒**　临床上最为常见。主要病因有：

（1）体内酸性物质生成过多：严重损伤、腹膜炎、缺氧、高热、休克时酸性代谢产物不断生成，又如长期不能进食而能量供应不足，体内脂肪分解过多形成酮体。

（2）氢离子排出减少：急性肾衰竭时肾小管排H^+和重吸收HCO_3^-受阻。

（3）碱性物质丢失过多：腹泻、胆瘘、肠瘘或胰瘘等致大量碱性消化液丧失。

2. 代谢性碱中毒 主要病因有：

（1）H^+丢失过多：幽门梗阻、长期胃肠减压丢失大量H^+、Cl^-。

（2）碱性物质摄入过多：长期服用碱性药物或大量输注库血。

（3）低钾血症：钾缺乏时，细胞内钾向细胞外转移，K^+-Na^+交换增加。

（4）利尿剂的作用。

3. 呼吸性酸中毒 常见原因：凡能引起肺泡通气不足的疾病均可导致呼吸性酸中毒，如全身麻醉过深、镇静剂过量、呼吸机管理不当、喉或支气管痉挛、急性肺水肿、严重气胸、胸腔积液、慢性阻塞性肺疾病和心跳骤停等。

4. 呼吸性碱中毒 常见原因：凡引起过度通气的因素均可导致呼吸性碱中毒。常见于癔症、高热、中枢神经系统疾病、疼痛、呼吸机辅助通气过度等。

二、病情评估

1. 症状

（1）代谢性酸中毒：轻者症状常被原发病掩盖，重者可有疲乏、眩晕、嗜睡、感觉迟钝或烦躁不安。

（2）代谢性碱中毒：轻者常无明显表现。较重的患者呼吸变浅变慢或有精神方面的异常。

（3）呼吸性酸中毒：胸闷、气促、呼吸困难、发绀和头痛，严重者可伴血压下降、谵妄、昏迷等。严重缺氧可致脑水肿、脑疝，甚至呼吸骤停。

（4）呼吸性碱中毒：多数患者有呼吸急促的表现。可有眩晕、手足和口周麻木及针刺感、肌震颤、手足抽搐，常伴有心率加快。

2. 体征

（1）代谢性酸中毒：血浆 pH < 7.35，HCO_3^- 降低，$PaCO_3$ 一定程度降低或正常。

（2）代谢性碱中毒：血浆 pH 和 HCO_3^- 增高，$PaCO_3$ 正常。

（3）呼吸性酸中毒：血浆 pH 和 $PaCO_3$ 增高，HCO_3^- 可正常。

（4）呼吸性碱中毒：血浆 pH 增高，$PaCO_3$ 和 HCO_3^- 下降。

三、急救护理

1. 消除或控制导致酸碱代谢紊乱的危险因素，遵医嘱积极治疗原发疾病。

2. 遵医嘱用药并加强病情观察。在纠正酸碱失衡时，应加强对患者生命体征、血电解质和血气分析指标动态变化趋势的监测，及时发现和处理相应的并发症。

3. 协助患者取适当的体位。

4. 保持呼吸道通畅，训练患者深呼吸及有效咳嗽的方法及技巧。对于气道分泌物多者，给予雾化吸入，以湿化痰液和利于排痰。必要时行呼吸机辅助呼吸，并做好气道护理。

5. 促进患者意识的恢复，定期评估患者的认知力和定向力，若出现异常及时通知医师，并遵医嘱落实各项治疗。

6. 减少受伤害的危险，加强安全防护，与患者家属共同拟订活动的形式、活动时间和活动量。

第二十一节 急性中毒的急救护理

一、概述

某些物质进入人体后，在一定的条件下与体液、组织相互作用，进而损害组织、破坏神经及体液的调节功能，使正常的生理功能发生严重障碍，引起功能性或器质性病变及一系列代谢紊乱，称为中毒。中毒可分为有机磷类化学物中毒、硝基化合物中毒、阿片类中毒、一氧化碳中毒等类型。

二、病情评估

（一）有机磷农药中毒

1. 中毒症状和体征

（1）突然发生症状，口中、身上或呕吐物含有大蒜样臭味。

（2）出现三类症状：

①毒蕈碱样症状：表现为平滑肌和腺体活动增加，包括支气管平滑肌痉挛、分泌物增加、恶心、呕吐、腹痛、腹泻、大量出汗、流涎增多、心率减慢、瞳孔缩小等。

②烟碱样症状：运动神经过度兴奋，引起肌肉震颤或痉挛、肌力减退、肌肉麻痹等。

③中枢神经系统症状：头痛、头昏、烦躁不安等。

（3）典型五大体征：①瞳孔缩小（针尖样）；②肌肉震颤或痉挛；③暂时性血压升高；④流涎、多汗、口吐白沫；⑤急性肺水肿。

2. 实验室检查

（1）全血胆碱酯酶测定是诊断有机磷中毒并判断中毒程度的重要指标，一般胆碱酯酶活性降至正常人均值70%以下有意义。

（2）尿中有机磷代谢产物测定可作为毒物接触的标志。

（3）血、胃内容物和大便中有机磷检测。

3. 判断病情程度

（1）轻度中毒：轻度中枢神经系统症状及毒蕈碱样症状，瞳孔缩小不明显，血胆碱酯酶活力在正常的50%～70%。

（2）中度中毒：有明显毒蕈碱样症状，伴有烟碱样症状，精神恍惚，血压可上升，血胆碱酯酶活力降至30%～50%。

（3）重度中毒：除上述症状外，发生肺水肿、惊厥、昏迷或呼吸肌麻痹等，血胆碱酯酶活力降至30%以下。

（二）巴比妥类药物中毒

1. 病史　有可靠的应用中毒量安眠药、镇静药史者，应问明药名、剂量及服用的时间和是否经常服用此药。

2. 中毒症状和程度

（1）轻度中毒：嗜睡或深睡，反应迟钝，言语不清，判断及定向力障碍。

（2）中度中毒：沉睡或进入昏迷状态，强烈刺激能唤醒，旋即又沉睡，呼吸略慢，眼球震颤，反射存在或消失，但无呼吸、循环障碍。

（3）重度中毒：深昏迷，出现呼吸、循环衰竭，严重者发生休克、少尿、皮肤水疱，后期各种反射消失、瞳孔缩小、对光反射消失。

3. 实验室检查　取患者的胃内容物、血、尿做安眠镇静药定性及定量检查。

（三）一氧化碳中毒

1. 病史　有吸入一氧化碳的病史。

2. 中毒程度及症状

（1）轻度中毒：血液中 HbCO 含量在 10%～20%，患者有头痛、头晕、耳鸣、眼花、恶心、呕吐、心悸、四肢无力甚至有短暂昏厥。

（2）中度中毒：血液中 HbCO 含量在 30%～40%，除上述中毒症状加重外尚有面色潮红，口唇呈樱桃红色，脉快、多汗、烦躁。

（3）重度中毒：血液中 HbCO 含量在 50% 以上，迅速出现昏迷、痉挛、呼吸困难及呼吸肌麻痹，即所谓的"闪电样中毒"，可并发水、电解质和酸碱失衡、心律失常、肺水肿等，出现缺氧性脑病及后遗症。

3. 实验室检查　快速进行血液中 HbCO 含量测定。

三、急救护理

（一）急性中毒的抢救原则

1. 阻止毒物吸收　根据毒物进入途径的不同采取相应的排毒方法。

（1）吸入性中毒：立即脱离现场，解开衣领，保暖，保持呼吸道通畅，及时吸除呼吸道分泌物，昏迷者防止舌后坠。

（2）接触性中毒：将患者移离存在毒物的现场，脱去被污染的衣物。用清水清洗皮肤、毛发、甲缝内毒物。皮肤接触腐蚀性毒物者，冲洗时间需 5～30 分钟，并选择适当的中和液和解毒液冲洗。

（3）口服中毒：采用催吐、洗胃、导泻法以排除毒物。

①催吐：大多数毒物本身可引起呕吐，如不发生自发性呕吐，可用压舌板刺激舌根或咽后壁催吐，根据中毒性质选择催吐液，一般选用温水、生理盐水、1∶（10 000～15 000）高锰酸钾溶液等。以下情况禁止催吐：昏迷、惊厥、休克、妊娠、门脉高压、内服腐蚀性毒物、石油蒸馏物（汽油、煤油等）中毒。

②洗胃：一般服毒物 6 小时内洗胃最有效，如毒量大、毒物

多,尽管服毒大于6小时以上仍需洗胃,通常洗胃不应过分受时间限制,并根据毒物选择合适的洗胃液(表2-21-1)。

③排除肠内毒素:用导泻剂25%硫酸镁30~60ml或50%硫酸镁40~50ml洗胃后向胃管内注入,有中枢神经系统抑制时忌用硫酸镁。

表2-21-1 常用的洗胃液及其适应证、禁忌证

洗胃液	适应证	禁忌证
清水(微温)	原因不明的急性中毒	强酸中毒、强碱中毒
生理盐水	各种中毒,砷、硝酸银等	
1:10000~15000高锰酸钾	巴比妥类、阿片类、有机毒物、蕈类(对硫磷禁忌)	
2%~4%碳酸氢钠	有机磷农药、氨基甲酸酯类农药(敌百虫禁忌)	
1%~2%醋酸、食醋	碱性物质中毒	
1%~3%氧化镁溶液	阿司匹林、硫酸、单碱、矿石酸	
蛋白液、牛奶、豆浆、米汤	腐蚀性毒物、硫酸钡中毒	
1%~3%鞣酸溶液、浓茶	吗啡、阿扑吗啡、洋地黄、辛可芬	
5%硫酸钠溶液	硫酸钡、氯化钡	
0.5%~1%活性炭混悬液	河豚、生物碱中毒	
1%~10%淀粉溶液、面汤	碘中毒	
3%过氧化氢10ml+100ml水	氰化物、磷中毒	
植物油	酚类(来苏儿、石炭酸、煤馏油酚)中毒	

2. 促进已吸收的毒物排泄

(1)大量饮水、静滴液体。

(2)利尿排毒:大多数毒物可由肾脏排泄,因此迅速利尿是加速毒物排泄的重要方法。

(3)吸氧:主要用于一氧化碳中毒患者,其中高压氧治疗一氧化碳中毒效果更好。

(4)透析疗法:少数严重中毒患者需经腹膜或血液透析,

透析一般在中毒12小时内进行效果较好。

3. 拮抗解毒　应积极采用有效拮抗剂和特异解毒剂进行全身解毒治疗，以消除毒物对机体的毒性作用，促使其迅速排出（表2-21-2）。

表2-21-2　常用特效解毒剂及其适应证

特效解毒剂	适应证	注意事项
解磷定、氯磷定	有机磷农药中毒	禁忌解磷定与碳酸氢钠配伍用
阿托品	有机磷农药中毒	接触毒物9小时内达阿托品化
吸氧、高压氧	急性一氧化碳中毒	
维生素 K_1	敌鼠钠盐中毒	先静脉注射后肌内注射
解氟灵（乙酰胺）	有机氟类杀鼠剂中毒	
纳洛酮	阿片类、吗啡、镇静剂类	
亚甲蓝（美蓝）	亚硝酸盐、苯胺、硝磷基化合物中毒致高铁血红蛋白血症	小剂量（1~2mg/kg），低浓度（1%~2%），反复使用，与维生素C同用
特异性地高辛抗体	急性地高辛中毒	
维生素 B_6	急性异烟肼中毒	
抗毒血清	肉毒、蛇毒、毒蕈中毒	
二巯基丙醇	急性砷、汞中毒	
二巯丙磺酸钠	急性锑、砷、汞中毒	
亚硝酸钠	急性氰化物中毒	3%亚硝酸钠溶液10ml缓注，随即用25%硫代硫酸钠50ml缓注

4. 对症及支持疗法　很多急性中毒并无特殊解毒方法，因此对症及支持疗法甚为重要，其目的在于保护并恢复重要器官的功能。

（二）有机磷农药中毒

1. 清除毒物

（1）立即将患者撤离有毒环境，脱去染毒衣物，用肥皂水或1%~5%苏打水冲洗皮肤，眼内可用2%苏打溶液或生理盐水冲洗。

（2）对口服中毒者，应立即予以洗胃。洗胃一般选用1%~3%苏打溶液或1%食盐水1000ml，再用清水，直至洗出液没有有机磷味并与清洗液颜色相同为止。应注意敌百虫中毒时忌用苏打水洗胃；1605、1509、乐果等有机磷农药中毒忌用高锰酸钾洗胃，因其氧化后毒性可增强。

2. 特效解毒剂

（1）阿托品：为抗乙酰胆碱药物，能解除平滑肌痉挛，抑制腺体分泌，保持呼吸道通畅，防止发生肺水肿。阿托品静推后1~4分钟开始发挥作用，8分钟时达作用高峰，阿托品的应用以早期、足量和维持足够的时间为原则。

①轻度中毒：阿托品1mg皮下注射或口服，每1~2小时1次，阿托品化后改为每4~6小时0.5mg皮下注射，或0.3~0.6mg口服。

②中度中毒：阿托品2~4mg静脉注射，以后每15~30分钟重复1次，阿托品化后改为每2~4小时0.5~1mg静脉注射。

③重度中毒：阿托品5~10mg静脉注射，以后每10~30分钟重复1次，阿托品化后改为每1~2小时0.5~2mg静脉注射。

（2）胆碱酯酶复能剂：目前临床上常用的复能剂为氯磷定和解磷定，其次为双复磷和双解磷，其作用原理基本相同，主要是恢复酶的活性，解除烟碱样症状疗效显著，氯磷定为首选药物，用法如下。

①轻度中毒：氯磷定0.5g肌注，必要时2小时后重复1次。

②中度中毒：氯磷定0.75~1.0g肌注，2~4小时后重复注

射0.5g，或于首剂注射后继续静脉滴注，每小时0.25g，直至症状好转为止。

③重度中毒：首剂氯磷定1～1.25g，肌注或静脉注射，半小时后如无好转再注射0.75～1.0g，此后隔0.5～1小时重复注射0.5g，或每小时滴注0.25～0.5g，待病情好转后再减量或延长间隔时间直至停药。

3. 对症处理　维持呼吸功能，预防并抢救呼衰、休克、肺水肿、水和电解质紊乱等并发症。

4. 临床观察内容

（1）生命体征：有机磷中毒致呼吸困难较常见，应严密观察患者的体温、脉搏、呼吸、血压，即使在"阿托品化"后亦不应忽视，因呼吸中枢常先兴奋后抑制。

（2）意识、瞳孔变化：多数患者中毒后即出现意识障碍，瞳孔缩小为其特征之一，应严密观察意识、瞳孔的变化，以准确判断病情。

5. 药物观察内容

（1）使用阿托品的注意事项：

①阿托品对烟碱样作用无效，仅在于能拮抗乙酰胆碱的毒蕈碱样作用，提高机体对乙酰胆碱的耐受性。

②轻度中毒可单用阿托品治疗，中度及重度中毒则必须同时应用阿托品与胆碱酯酶复活剂，严重缺氧者在使用阿托品时应吸氧。

③使用阿托品应早期给药、剂量要足、反复给药、减量或停药不能太快，阿托品化后1～3日改维持量应继续使用5～7日，一般在改用维持量后超过24小时未出现症状反复者可逐步减量，并反复试停，防止"反跳现象"。

④判断阿托品化指标：瞳孔较前散大（不超过5mm）且不再缩小，颜面潮红，皮肤干燥，腺体分泌减少，口干，肺部湿啰

音显著减少或消失，轻度躁动不安，心率加快达120次/分左右。

⑤密切观察，防止阿托品中毒：如在用药过程中出现兴奋、躁狂、幻觉、阵发性强直性抽搐、皮肤干燥、高热、腹胀、尿潴留等，提示阿托品中毒，应立即停药，给予镇静剂和毛果芸香碱。

⑥对心动过速、高热患者应慎用阿托品。

（2）使用胆碱酯酶复能剂的注意事项：

①复能剂用量过大、注射过快或未经稀释直接注射，均可引起暂时性呼吸抑制、室早或中毒性肝病。

②复能剂禁忌与碱性溶液配伍。

③中毒已超过3天或慢性中毒者，体内的乙酰胆碱酯酶已老化，复能剂难以使其复活。

④胆碱酯酶复能剂使用后可有短暂眩晕、视力模糊或复视、血压升高等不良反应。

6. 并发症的观察和预防

（1）患者体温过高时采取降温措施，如头部冷敷、酒精擦浴或低压冰水灌肠，使用解热药应注意避免过量，防止大汗引起失水、休克。

（2）清除毒物应彻底：洗胃可反复进行，过程中注意保持呼吸道通畅，纠正水和电解质平衡失调，保持能量供应。

（3）对精神紧张、烦躁不安者给镇静剂，并加强保护措施，防止外伤和坠床。

（4）对于合并有肺、脑水肿者给脱水剂、利尿剂等，应及时准确记录出入量。

（5）反跳猝死的观察：防止患者在恢复期或进食时因突然的病情变化而死亡。

7. 一般护理

（1）清醒患者给予清淡易消化饮食，忌油腻、烟酒。

（2）绝对卧床休息，注意保暖，防止受凉。

（3）对自杀患者做好心理护理，防止发生意外。

（三）巴比妥类药物中毒

1. 纠正致死性的症状　急性巴比妥中毒的主要并发症和致死原因是呼吸和循环衰竭，重点在于维持有效的气体交换及血容量，尽快纠正低氧血症和酸中毒，有利于心血管功能的恢复，快速建立静脉通道，碱化尿液，尿量维持在250ml/h左右。

2. 防止中毒药物的进一步吸收

（1）洗胃：口服者早期用1:15 000高锰酸钾溶液或清水、淡盐水洗胃，服药剂量大者超过6小时仍需洗胃。

（2）活性炭及导泻剂的应用：首次活性炭剂量为50~100g，用两倍水制成混悬液口服或胃管内注入，同时给予盐类泻剂，防止便秘，利于药物排出，常用硫酸钠250mg/kg，一般不用硫酸镁导泻。

3. 加速已吸收药物的清除　①利尿剂；②碱化尿液；③腹膜透析、血液透析。

4. 中枢兴奋药的应用　如美解眠、尼可刹米等。

5. 临床观察内容

（1）密切观察病情，注意生命体征的变化，及早发现呼衰和休克征兆，准确记录病情变化。

（2）准确记录出入量，防止水、电解质和酸碱平衡失调。

（3）低温时应注意保温。

6. 药物观察内容

（1）注意有无头晕、乏力、恶心、呕吐等反应。

（2）应用中枢兴奋药等应注意观察其药物反应。

（3）有无胃黏膜出血等反应。

7. 并发症的观察和护理

（1）昏迷患者应常翻身、拍背，针对病原菌使用抗生素治疗，预防肺炎。

（2）防止肢体压迫，清洁皮肤，防止皮肤大疱的出现。

（3）观察尿量，记录出入量，防止肾衰竭。

8. 一般护理

（1）安静，卧床休息，做好自杀者的心理护理。

（2）躁动患者做好安全护理，防止坠床和外伤。

（四）一氧化碳中毒

1. 脱离中毒现场　立即打开门窗通风，迅速将患者移至空气新鲜处，心跳呼吸骤停者立即行 CPR。

2. 纠正缺氧　给予吸氧，有条件者应早期（4 小时内）进行高压氧治疗，高压氧治疗可使血中 HbCO 很快消失，形成 HbO_2 增加血液中的溶解氧，使毛细血管内的氧易向组织弥散，改善细胞呼吸，迅速纠正组织缺氧，危重患者可考虑换血疗法。

3. 改善脑组织代谢　可早期应用 ATP、辅酶 A、细胞色素 C、胞二磷胆碱等静脉滴注，同时给予大剂量维生素 C 及 B 族维生素。

4. 临床观察内容

（1）密切观察病情，注意神经系统表现及皮肤、肢体受压部位的损害情况，如急性痴呆性木僵、癫痫、失语、肢体瘫痪、惊厥、皮肤水疱等，观察有无 ATP 过敏等药物反应。

（2）监测生命体征。

5. 药物观察内容

（1）用胞二磷胆碱时注意有无恶心、呕吐、食欲缺乏、头晕、头痛、倦怠等反应。

（2）用细胞色素 C、ATP 时要防止过敏反应。

（3）注意药物之间有无配伍禁忌。

6. 并发症的观察和护理

（1）准确记录出入量，注意液体的选择与滴速，防止脑水肿、肺水肿及水、电解质紊乱等并发症。

（2）观察有无皮肤自主神经营养障碍症状及肢体挤压伤症状，如类似烫伤或丹毒的改变、筋膜间隙综合征等。

7. 一般护理

（1）患者脱离现场后应放于通风的环境，注意保持呼吸通畅，高浓度给氧（大于8L/min）。

（2）昏迷伴高热、抽搐者应给予头部降温为主的冬眠疗法，降温和解痉的同时要注意保暖，防止自伤和坠伤。

第二十二节 窒息的急救护理

一、概述

窒息是指气流进入肺脏受阻或吸入气缺氧导致呼吸停止或衰竭。引起窒息的原因很多，如喉头水肿、喉梗阻、喉、气管异物，气管、支气管痉挛，颈部外伤，大咯血，声带麻痹，喉部肿瘤，溺水，自缢等。

二、病情评估

气道被异物阻塞时，患者可表现为突感胸闷、张口瞪目、呼吸急促、烦躁不安、严重发绀，吸气时锁骨上窝、肋间隙和上腹部凹陷，呼吸音减弱或消失。

三、急救护理

1. Heimlich 手法

（1）应用于成人

①抢救者站在患者的后面，用两手臂环绕患者的腰部。

②一手握拳，将拳的拇指一侧放在患者的胸廓下和脐上的腹

部。

③用另一手抓住拳头，快速向上抬，压迫患者的腹部，不能用拳击和挤压，不要挤压胸阔，冲击力仅限于手，不能用双臂加压，记住："患者的生命在你的手上！"

④重复至异物排出。

（2）应用于婴幼儿：患儿平卧、面向上，躺在坚硬的地板或床板上，抢救者跪下或立在其足侧；或者患儿取坐位，骑坐在抢救者的两大腿上、背朝抢救者。用两手的中指和食指放在患儿胸廓下和脐上的腹部，快速向上加压压迫，但要很轻柔，重复至异物排出。

（3）自救：当异物卡喉时，切勿离开有其他人的房间，可采用成人4个步骤中的第2、3、4步骤，或稍稍弯下腰去，靠在一固定的水平物体上（如桌子边缘、扶手栏杆等），对着水平物体压迫上腹部，快速向上冲击，重复至异物排出。

2. 保持呼吸道通畅　头侧向一边，防止分泌物吸入气管，及时吸除口、鼻腔分泌物。

（1）对于颅脑、口腔、颌面部、颈部及胸部术后患者，必须保持警惕状态，以防止呼吸道梗阻。一旦出现呼吸道梗阻，开放气道是千钧一发之事。紧急气道开放方法：对有明显气道梗阻的患者，可暂用粗针或剪刀行环甲膜穿刺或切开术，以解燃眉之急。若无条件行气管插管或气管切开术，则行环甲膜切开术。

（2）对舌根后坠及喉梗阻者，可使用口咽通气管、拉舌钳以解除梗阻。

（3）对炎性喉头水肿、肺水肿者，必须勤吸痰、翻身、拍背等。

（4）如气管狭窄、下呼吸道梗阻所致的窒息，应立即施行气管插管或气管切开术。

（5）对支气管扩张咯血所致的窒息，应将患者倒立，拍背或取头低足高俯卧位卧于床缘,叩击患者背部以清除梗阻的血块,并准备好吸引器、气管插管、呼吸机等。

3. 临床观察　观察呼吸的频率、节律,监测血氧饱和度;观察辅助呼吸肌的活动情况。

4. 并发症的观察和预防

(1) 密切观察呼吸情况,出现胸闷、呼吸不畅、烦躁、发绀等窒息情况时立即抢救。

(2) 对有自杀倾向的患者,应及时采取劝导、心理咨询等措施,防患于未然。

5. 一般护理

(1) 专人护理,注意心理护理,消除患者的恐惧情绪,适当给予镇静剂。

(2) 高流量给氧,以缓解长时间的缺氧损害。

(3) 备好呼吸机、吸引器、氧气、喉镜、气管插管、气管切开包等抢救物品。

第二十三节　昏迷的急救护理

一、概述

昏迷是完全意识丧失的一种类型,是临床上的危重症。昏迷的发生,提示患者的脑皮质功能发生了严重障碍。主要表现为完全意识丧失,随意运动消失,对外界的刺激反应迟钝或丧失,但患者还有呼吸和心跳。

昏迷可以由多种情况造成,其病因分类也因不同的角度而异。临床上将其主要分为颅内病变及颅外病变两大类。

二、病情评估

1. 症状

(1) 轻度昏迷：患者的意识及随意运动丧失，可偶有不自主的自发动作。被动体位，对外界事物、声、光刺激无反应，可偶有不自主的自发动作及眼球转动。对强烈刺激如掐大腿内侧或压迫眶上孔可出现痛苦表情，用针划足底可有防御反射性屈曲或躲避运动，不能回答问题和执行简单的命令。各种反射及生命体征无明显改变。轻度昏迷时患者的各种反射（如吞咽反射、咳嗽反射、角膜反射及瞳孔反射等）都存在，同时呼吸、脉搏、血压大多正常。部分患者有大小便潴留或失禁。

(2) 中度昏迷：患者对各种刺激均无反应，眼球无转动，各种反射减弱（这是与轻度昏迷的区别），有大小便潴留或失禁。呼吸、脉搏、血压可有改变，并可出现病理反射。

(3) 重度昏迷患者肌肉松弛，无任何自主动作，可有去大脑强直现象，对外界一切刺激均无反应。角膜反射、瞳孔反射、咳嗽反射及吞咽反射均消失；各种浅深反射和病理反射消失。生命体征不稳定，大小便失禁。

(4) 过度昏迷患者在深昏迷的基础上出现体温低而不稳，脑干反射功能丧失，瞳孔散大固定，自主呼吸功能丧失，需要以人工呼吸器维持，血压亦需用升压药维持，脑电图呈电静息，脑干诱发电位消失。过度昏迷是"脑死亡"的临床表现。

2. 体征

(1) 脑膜刺激征：其主要表现为颈项强直、克尼格征（克氏征）和布鲁金斯征（布氏征）阳性，见于蛛网膜下腔出血、脑膜炎、脑疝。检查昏迷患者有无脑膜刺激征是急救者必须进行的操作步骤之一，但注意有时患者肌张力呈高度增强（角弓反张）时可与脑膜刺激征混淆，此外在深昏迷患者，有时脑膜刺激征可以消失。

（2）瞳孔检查：①双侧瞳孔缩小呈针尖样：常见于有机磷、吗啡、安眠药中毒和脑桥出血；②双侧瞳孔散大见于酒精、阿托品类物质及氰化物中毒，低血糖昏迷，癫痫发作，脑室出血和晚期脑血肿以及过度昏迷；③瞳孔时大时小见于脑水肿或早期脑疝；双侧瞳孔不等大见于脑疝。但要注意询问患者有无青光眼、白内障、眼部手术史及安装义眼等，以免造成误解和虚惊。

（3）反射检查：①脑干反射：角膜反射、下颌反射、瞳孔对光反射、掌颏反射、眼心反射等；②浅反射：角膜反射、咽反射、腹壁反射、提睾反射和肛门反射等；③深反射：桡骨膜反射、肱二头肌及肱三头肌反射、霍夫曼（Hoffmann）征、膝及跟腱反射；④病理反射：巴彬斯基（Babinski）征、奥本海姆（Oppenheim）征、戈登（Gordon）征等。

三、急救护理

1. 迅速清理呼吸道，保持气道通畅

（1）迅速解开患者的领口，将患者置于侧卧或头偏向一侧，用压舌板或吸引器清理口腔内阻塞物，必要时可用喉镜去除咽喉部异物。

（2）舌后坠严重的患者可去除枕头抬起患者颈部，使患者头部充分后仰，下颌前移，以保持气道通畅。

（3）应用口咽通气道，不仅能防舌后坠，同时又能有效地防止牙齿和口唇阻碍呼吸。必要时可实施气管插管或气管切开，以利痰液的清除和呼吸机使用。

（4）充分给氧，以纠正脑缺氧。呼吸道通畅是氧疗的前提和保障，在实施氧疗前和过程中，应保持呼吸道通畅，以保证氧疗的效果。浅昏迷患者可用鼻导管给氧，深昏迷患者宜先将下颌向前托起，用鼻导管给氧或面罩给氧，如果效果仍不佳，可给予口腔通气管后直接从管口给氧，或行气管插管呼吸机给氧。

（5）血氧饱和度监测：监测血氧饱和度能正确地反映机体动脉血氧合情况，可以判断是否痰阻塞呼吸道而引起组织缺氧。当血氧饱和度＜90％，应及时给患者吸痰，以减少因痰液阻塞发生低氧血症，同时避免了盲目过多操作。

2. 建立静脉通道，维护循环功能　在血糖情况未明时，应以小瓶生理盐水迅速建立静脉通路，有条件的可以使用快速血糖仪来指导用药。对昏迷伴有高血压的患者（如高血压脑病，脑出血等）使用降压药物时，要注意不可把血压降得过低，维持在正常稍高的水平即可，收缩压维持在130～160mmHg，超过180mmHg可加重颅内高压，过低影响脑灌注不足；对有休克、心律失常等其他循环障碍情况的要及时予以纠正；对呼吸心跳骤停者要立即复苏。

3. 迅速控制外出血，保护脊髓　昏迷多见于脑外伤，应迅速控制出血，尽量减少不必要的搬动，必须搬动时要将患者置于硬板床上，保持头部在中间位置，严禁弯曲转动患者身体和转动头部，以免造成脊髓的进一步损伤危及生命。

4. 处理脑水肿，保护脑功能　使用脱水剂的原则是患者有正常的循环功能和肾功能，同时要注意患者水电解质平衡。常用的脱水药有20％甘露醇250ml快速静脉点滴，合并心脏和/或肾功能不全的患者可选用速尿，脑外伤或炎症引起的脑水肿可给予地塞米松等皮质激素静脉滴注。

5. 监护，做好记录　血压每半小时测量一次，必要时随时测量。高血压常见于脑出血、高血压危象、高血压脑病和颅内高压症。低血压见于脱水、休克、晕厥、心肌梗死、镇静、安眠药中毒或深昏迷等。呼吸监测时，要注意患者呼吸的频率、节律、呼吸的气味，这样有助于疾病的诊断。另外，还应重视体温和脑功能的变化，这样有利于观察昏迷患者的病情发展，如瞳孔缩小，考虑有机磷中毒或脑桥出血；瞳孔散大、对光反射消失应考虑阿托品中毒或深昏迷的濒死状态；两侧瞳孔不等大则有脑疝发生的可能，要将观察及检查的情况及时向临床医师报告，以采取相应的治疗和护理。

6. 明确诊断，病因治疗　快速检测微量血糖，能在第一时间明确诊断，对于急性中毒昏迷的患者，应立即终止毒物吸收，切断毒源；迅速消除进入体内的毒物，根据毒物侵入人体的途径不同，采取相应的措施；及时、准确地使用解毒药或拮抗药等，对因治疗效果更好。

7. 对症治疗，加强护理　对于持续抽搐的昏迷患者，应立即控制抽搐。对于昏迷伴高热的患者，在积极进行病因治疗的同时，立即采取物理降温，尤其是脑出血昏迷患者急性期高热不退，多为中枢性发热，病情危重，应精心护理，可在头部、腋窝、腹股沟等处放置冰袋，必要时戴冰帽；或采用冰袋、50%酒精擦浴。在降温过程中严密观察病情变化，如出现面色苍白，脉搏细弱，应立即停止降温，防止大汗引起体温骤降发生虚脱。加强基础护理，注意各种导管及引流管的观察，监测引流液的量、性状及引流是否通畅等。在进行各项护理操作时，要严格遵守无菌技术操作规程，避免不必要的感染。

急诊分诊指引

第一节 预检分诊病情分级管理制度

一、分级适用范围

适用于急诊医学科医务人员。

二、分级依据

急诊患者病情的严重程度、占用急诊医疗资源多少。

三、分级原则

急诊分诊护士依据患者生命体征(体温、心率、呼吸频率、收缩压、意识状态),应用改良预警评分(MEWS,表3-1-1)对就诊患者进行分诊评估,根据总分值定义病情程度(表3-1-2),建立患者数据库。

表3-1-1 MEWS评分细则

评分指标	3分	2分	1分	0	1分	2分	3分
心率（次/分）		≤40	41~50	51~100	101~110	111~129	≥130
收缩压（mmHg）	<70	70~80	81~100	101~199			
呼吸频率（次/分）		<9		9~14	15~20	21~29	≥30
体温（℃）		<35.0		35.0~38.4		38.4	
意识				清楚	对声音有反应	对疼痛有反应	无反应
SpO₂（%）	≤85	86~90	91~95	>95			

表3-1-2 病情程度分级及处理原则

病情级别	MEWS量化数值	病情判断	处置
Ⅰ级	≥11分	病情濒危	立即进行相应抢救
Ⅱ级	9~10分	病情危重	紧急处理，持续监护
Ⅲ级	5~8分	病情较重	分诊安排其提前就诊，候诊时间<5分钟
Ⅳ级	0~4分	病情较轻	分诊安排其按顺序就诊，分诊护士至少每隔15分钟对其进行一次评估

注：运用MEWS标准进行评分并记录，进行病情分级，安排抢救、就诊顺序，其中MEWS评分细则包括体温、心率、收缩压、呼吸频率和意识状态5项指标，总计14分，在患者就诊过程中持续进行MEWS评分，并及时与医生进行沟通、交流

Ⅰ级：病情濒危，可能随时危及患者生命，需立即采取挽救生命的干预措施，急诊科需合理分配人力和医疗资源进行抢救。临床上出现下列情况要考虑为濒危患者：气管插管、无呼吸/无脉搏、急性意识障碍，以及其他需要采取挽救生命干预措施的患者，这类患者应立即送入急诊抢救室。

Ⅱ级：病情危重，有可能在短时间内进展至Ⅰ级，或可能导致严重致残者，应紧急处理，持续监护。患者来诊时呼吸、循环状况尚稳定，但其症状的严重性需要很早就引起重视，患者有可能发展为Ⅰ级，如急性意识模糊/定向力障碍、复合伤、心绞痛等。急诊科需要立即给这类患者提供平车和必要的监护设备。

Ⅲ级：病情较重，但目前没有在短时间内危及生命或严重致残的征象，分诊应安排其提前就诊，候诊时间＜5分钟。患者病情进展为严重疾病和出现严重并发症的可能性很低，也无严重不适，但需要急诊处理缓解患者症状。

Ⅳ级：病情较轻，目前没有急性发病症状，无或很少不适主诉，分诊安排其按顺序就诊，分诊护士至少每隔15分钟对其进行一次评估。

四、分级流程

结合国际分类标准以及我国大中城市综合医院急诊医学科现状，拟根据病情危重程度判别及患者需要急诊资源的情况，急诊医学科从功能结构上分为"三区"，将患者的病情分为"四级"，简称"三区四级"分类。

1. 红区　抢救监护区，适用于Ⅰ级和Ⅱ级患者处置，快速评估和初始化稳定。

2. 黄区　密切观察诊疗区，适用于Ⅲ级患者，原则上按照时间顺序处置患者，当出现病情变化或分诊护士认为有必要时可考虑提前应诊，病情恶化的患者应被立即送入红区。

3. 绿区　即Ⅳ级患者诊疗区。

五、急诊预检分诊流程

见图 3-1-1。

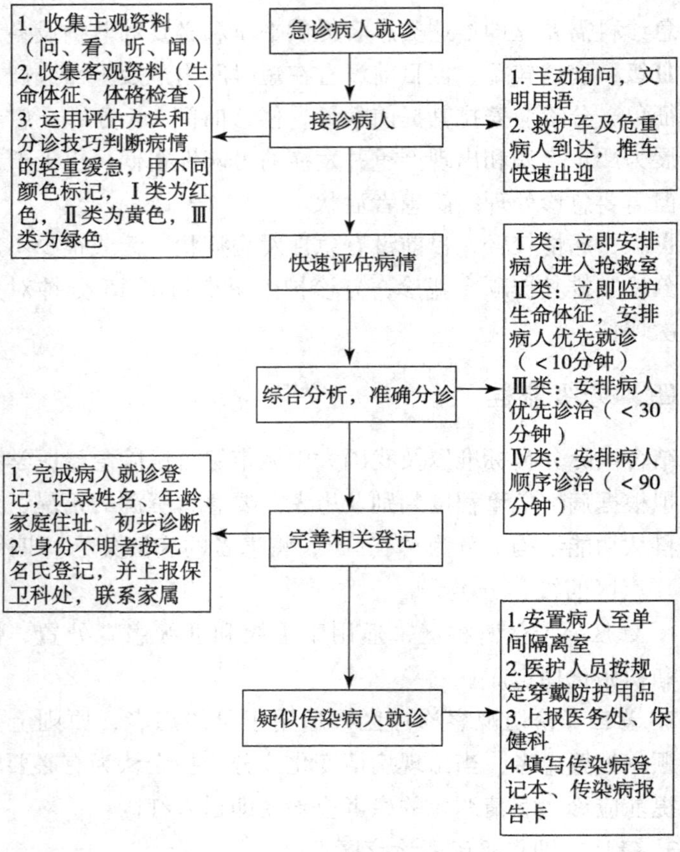

```
急诊病人就诊
     ↓
1. 收集主观资料          接诊病人 ←→  1. 主动询问，文明用语
（问、看、听、闻）                    2. 救护车及危重病人到达，
2. 收集客观资料（生命                   推车快速出迎
体征、体格检查）            ↓
3. 运用评估方法和        快速评估病情
分诊技巧判断病情                        Ⅰ类：立即安排病人进入抢救室
的轻重缓急，用不同                      Ⅱ类：立即监护生命体征，安排
颜色标记，Ⅰ类为红                       病人优先就诊（＜10分钟）
色，Ⅱ类为黄色，Ⅲ                       Ⅲ类：安排病人优先诊治（＜30
类为绿色             综合分析，准确分诊 →  分钟）
                         ↓              Ⅳ类：安排病人顺序诊治（＜90
                                            分钟）
1. 完成病人就诊登
记，记录姓名、年龄、
家庭住址、初步诊断  ←  完善相关登记
2. 身份不明者按无                        1. 安置病人至单间隔离室
名氏登记，并上报保                       2. 医护人员按规定穿戴防护用品
卫科处，联系家属       疑似传染病人就诊 → 3. 上报医务处、保健科
                                         4. 填写传染病登记本、传染病报告卡
```

图 3-1-1 急诊预检分诊流程

第二节 预检分诊方法和技巧

一、分诊的原则

首先要掌握的原则是一定要注意患者的生命体征。生命体征直接反映病情的轻重缓急。其他的原则还包括：先救命后分诊、先危后重的原则。对于急而不危的患者，同样应当引起重视。而对于危而不显的患者，一定要更加关注。另外，还要注意精神差的年轻人、贫血的患者（当血红蛋白低于 40g/L 的时候，患者可能出现猝死）。另外，对于患者确而不准的情况，一定要找医生共同来评估患者情况，以便做下一步的安排。

二、分诊流程中的具体工作

1. 急诊接诊　首先是急诊的接诊。接诊要做到望、闻、问、切法。望（视）是指观察步态、体位姿势、面色、皮肤黏膜；闻诊是指嗅觉、听觉，闻到的气味以及听到的声音变化。需要强调的是接诊过程中，首先要注意的是患者的气道、呼吸和循环，因为呼吸最能反映患者的危重程度。

2. 急诊分诊　其次是急诊的分诊。内容包括判断患者的严重程度以及判定患者所属专科。根据 MEWS 评分判断患者的严重程度，同时还应填写急诊就诊记录。记录内容包括患者来时的严重程度、患者的主诉以及分诊印象。要注意填写清楚、真实、准确。

三、护理处理

分诊流程中的第三步：分诊的护理处理。理想的分诊台应该有一些必备物品，比如纱布、沙垫等，以便进行简单的包扎。其次，护理处理的内容包括根据患者的轻重缓急以及隶属专科，分配患者到应去的区域，同时通知相应科室的医生。分诊的护士不仅要分诊，必要的时候应对患者进行必要处理。

四、急诊分诊中的"四诊"——望闻问切

1. 望　望诊的内容是用眼睛直接观察患者的神色、形、态、头颈五官、舌象、皮肤、脉络、排泄物和分泌物，以推断体内的变化。分诊护士必须亲自查看患者，如查看患者的意识是否清醒，瞳孔是否有缩小或者散大，仔细观察患者的生命体征，以获取正确的资料，使分诊准确。

2. 闻　闻诊包括听声音和嗅气味。指观察患者的声音、语言、呼吸、咳嗽、呕吐、呃逆、嗳气、叹息、喷嚏、肠鸣等各种声响及患者体内发出的各种气味和排泄物、分泌物、病室的气味。如患者口中有大蒜气味则提示有机磷农药中毒，烂苹果味提示糖尿病酮症酸中毒等。

3. 问　问诊是分诊的重要一环，在四诊中占主要位置，对正确的分诊及处理起很大的作用，包括患者的病史、自觉症状、既往健康状况和家族史。如发现患者陈述不清楚、不全面，切不可用自己的主观意愿套问或暗示患者，以免使问诊资料与实际不符，不要给患者精神带来不良刺激或产生不良影响。对急性腹痛的妇女尤其询问月经情况，以防宫外孕的发生。

4. 切　切诊分脉诊和按诊。脉诊是按脉搏，按诊是对病体的肌肤、手足、胸腹及其他部位的抚摸按压。对有心脏病的患者应马上测量脉搏、血压。

五、急诊分诊重症患者病情观察要点

1. 呼吸　观察呼吸道是否通畅，观察呼吸质量（频率、节律、深度、性质），观察缺氧程度，如面色、口唇和指、趾有无

发绀等变化。结合以上观察，对严重呼吸困难者除医嘱用药，纠正呼吸、改善缺氧外，必要时采取气管插管或气管切开进行工人呼吸。对于机械通气的患者，除观察缺氧程度的改善外，还应注意观察患者是否有自主呼吸及自主呼吸频率与节律。

2. 循环　血流动力学观察（面色、皮温、血管充盈度、血压监测、尿）、心电活动、神经系统（意识状况、瞳孔大小及对光反射、疼痛刺激反应）、症状观察（高热：高热惊厥；抽搐：间歇性、持续性；疼痛：炎症、创伤、压力性头疼；出血：外伤性、内出血）。

第三节　常见疾病的预检分诊要点

一、呼吸困难的分诊要点

1. 根据发病的缓急分诊

（1）发生急骤的呼吸困难：突然发生并持续存在者，常见于自发性气胸、肺梗死。发病急，常见于急性左心衰竭、支气管哮喘、周期性麻痹。

（2）发生缓慢的呼吸困难：常见于阻塞性肺气肿、支气管炎、肺纤维化、慢性充血性心力衰竭、大量胸腔积液、腹水。

2. 呼吸困难的鉴别

（1）吸气性呼吸困难：病变为上呼吸道梗阻。吸气显著困难，可发生喉鸣，由于胸腔在吸气时负压增加，故可有三凹现象，见于喉水肿、异物、白喉。

（2）呼气性呼吸困难：病变在小支气管。由于其水肿、狭窄或组织弹性减低，表现为呼吸困难，呼气相对延长，见于肺气肿及支气管哮喘。在肺气肿时呼吸音减弱，在哮喘时两肺满布哮鸣音。

(3) 混合性呼吸困难：吸气及呼气均感困难，见于大面积肺炎而使呼吸面积减少，或因胸膜炎、肋骨骨折，胸痛而不敢呼吸。

(4) 中枢神经性呼吸困难：因中枢神经病变影响呼吸中枢，临床表现为呼吸节律改变或呼吸暂停。

(5) 精神性呼吸困难：常见于癔症，表现为浅而快的呼吸，因二氧化碳过度排出而发生呼吸性碱中毒，血浆钙离子浓度降低，肌肉抽搐。

3. 哮喘的鉴别　哮喘主要分为心源性、肺源性及肾源性三种。肾源性哮喘见于尿毒症，表现为深大的呼吸，称为 Kussmaul 呼吸，肺部检查无哮鸣音，但有高血压、贫血、蛋白尿，临床诊断并不困难。但心源性哮喘见于急性左心衰竭，肺源性哮喘见于支气管哮喘，有时鉴别相当困难（表3-3-1）。

表3-3-1　支气管哮喘与心源性哮喘的鉴别

项目	支气管哮喘	心源性哮喘
病史	过敏史	心脏病史
发病年龄	幼年开始	中老年发病
与季节的关系	有	无
发作时间	任何时间	多在夜间
症状	咳嗽，咳白色黏痰	咳泡沫痰，有时为粉红色泡沫痰
体征	无水肿 哮鸣音广泛分布 肺气肿	可有水肿 湿啰音主要在肺底 心脏扩大，奔马律，心脏杂音
胸部X线检查	心脏正常，肺气肿，肺纹理少	心扩大，肺纹理呈蝴蝶状分布

4. 不同呼吸类型的鉴别

（1）深而大的呼吸，即 Kussmaul 呼吸，见于代谢性酸中毒。浅而快的呼吸则见于癔症、肺炎、腹膜炎。

（2）夜间阵发性呼吸困难为早期左心衰竭的典型症状。

（3）端坐呼吸常见于左心衰竭、自发性气胸及支气管哮喘。

5. 呼出气味的诊断　酮症酸中毒呼出气味为烂苹果味，尿毒症呼出气味有尿味，而这两者皆可发生深而大的呼吸。

二、胸痛的分诊要点

1. 危急指征　凡患者表现出面色苍白、出汗、发绀、呼吸困难及生命体征异常，不论其为何种原因，均属危急状态，需立即给氧、心电监护及开通静脉通路。

2. 起病急骤　患者起病后速达高峰，持续性胸痛往往提示胸腔脏器破裂，如主动脉夹层动脉瘤、气胸、纵隔气肿、食管破裂等。但某些肌肉骨骼疾病，如肋软骨断裂、肋间肌痉挛等，亦可突然发病。

3. 胸痛伴有血流动力学改变（低血压和/或颈静脉怒张）提示致命性胸痛，如心脏压塞、张力性气胸、急性心肌梗死、巨大肺栓塞、主动脉夹层动脉瘤、主动脉破裂、充血性心力衰竭及大量心包积液等。

4. 胸痛伴有呼吸困难　见于气胸、纵隔气肿、胸膜炎、肺栓塞、肺动脉高压、心肌梗死、主动脉瓣病变、肺炎等。

5. 胸痛伴有腰背痛　见于腹腔脏器及主动脉夹层动脉瘤。

6. 胸痛伴有呼气加重　应考虑胸膜炎、肺炎、肺梗死、气胸、纵隔气肿、食管穿孔等。

7. 胸痛伴有吞咽加重　应考虑食管、纵隔及心包疾病。

8. 首次发病　应考虑急性心肌梗死、主动脉夹层动脉瘤、肺栓塞、气胸、食管破裂。

三、腹痛的分诊要点

1. 根据发病缓急分诊

（1）突然发作性剧痛伴病情迅速恶化，提示空腔脏器穿孔、脏器破裂和血管意外（如动脉瘤破裂）。

（2）突然发作性剧痛，如胆绞痛、肾绞痛。

（3）突然发作性疼痛并很快加重，如急性胰腺炎、小肠扭转、肠系膜血栓形成、异位妊娠及卵巢囊肿破裂。

（4）疼痛逐渐发作并渐渐加剧，如腹腔内感染、腹膜炎、阑尾炎等。

2. 根据腹痛性质分诊

（1）持续性痛（钝痛、锐痛、刺痛）：突然发作，呈持续性，大多为腹腔内实性脏器炎症、脓肿破裂或空腔脏器穿孔后刺激腹膜，脏器肿大被膜的过度牵扯和血液淋巴途径感染等所致，如急性胰腺炎、急性阑尾炎、肝胆疾病、脾破裂、消化道穿孔、肠梗阻、肝炎、肝癌等。

（2）阵发性疼痛：由空腔脏器平滑肌痉挛性收缩或结石等导致的急性梗阻引起，如肠绞痛、肾癌等。

（3）持续性疼痛阵发性加重：常见于急性胰腺炎，为炎症合并梗阻所致。

（4）钻顶样疼痛阵发性发作，辗转不安，常见于胆道蛔虫病。

（5）间歇性痉挛性疼痛或突然加重，如胃肠炎。如周期性变化逐渐加重，间歇时疼痛减轻，考虑小肠机械性梗阻、急性胰腺炎、肾绞痛。

每个人对疼痛的反应有个体差异。一般情况，空腔脏器穿孔、肠梗阻、卵巢囊肿蒂扭转等疼痛剧烈，脾破裂、异位妊娠破裂等出血性腹痛次之，阑尾炎等更次之。

3. 根据腹痛的部位分诊

(1) 右上腹痛：常见于肝胆疾病，也可见于右膈胸膜炎、右肋间神经痛、急性心肌梗死、急性右心衰竭。

(2) 中上腹及脐部痛：常见于胃、十二指肠的各种病变，急性胰腺炎，急性出血坏死性肠炎，肠系膜血栓形成，主动脉夹层动脉瘤等，也可见于急性心肌梗死。

(3) 左上腹部痛：可见于脾脏各种病变（脾破裂、脾梗死）、左膈胸膜炎、左肋间神经痛等。

(4) 侧腹部腹痛（腰部）：见于肾、输尿管的各种病变，肌肉筋膜病变。

(5) 右下腹痛：常见于急性盆腔炎，急性局限性肠炎，右侧嵌顿性腹股沟疝或股疝，右侧卵巢、输卵管病变。

(6) 下腹痛：常见于急性盆腔炎、异位妊娠破裂、痛经等。

(7) 左下腹痛：常见于急性乙状结肠炎症，左侧嵌顿性腹股沟疝或股疝，左侧卵巢、输卵管病变。

(8) 部位不定或弥漫性腹痛：腹内病变常见的有腹膜炎、急性肠穿孔、肠梗阻等，腹外病变常见的有糖尿病酮症酸中毒、尿毒症、铅中毒等。

(9) 放射痛、局部转移痛：如胆囊炎致上腹痛可放射至右肩胛下；典型阑尾炎可由上腹痛转至脐周，再转移至右下腹；输尿管结石绞痛，疼痛可向侧腹、腹股沟和会阴部放射。

4. 根据伴随症状分诊　阑尾炎、阑尾脓肿、胆囊炎、化脓性胆管炎等常伴发热，肝胆疾病常伴黄疸，急性腹腔内出血常伴休克，血尿多见于肾、输尿管结石，急性机械性肠梗阻多伴肠型、肠鸣音亢进或气过水声。

5. 根据诱因或加重因素分诊　有不洁食物史为肠道疾病；胃穿孔多为饭后腹痛；空腹腹痛多见于十二指肠溃疡；脂肪餐及酒后（暴饮暴食）腹痛，多见于急性胰腺炎、胆道和胆囊疾患；

胆囊炎、胆石症腹痛常在夜间发作。肠、胃穿孔侵及腹膜壁层时，咳嗽、体位改变可使疼痛加重。

四、几种常见急腹症的临床特点

1. 胃、十二指肠穿孔　有溃疡病病史，多在饭后发生。上腹部突然发生剧烈持续疼痛，伴上腹压痛、腹肌紧张及反跳痛。随后可扩散至全腹，可呈板状腹，被动体位，深呼吸受限，肠鸣音消失，肝浊音界可消失，并出现移动性浊音。严重者可出现休克，X线有时可见膈下气体。

2. 急性胆囊炎、胆石症　多见于中年女性，常在饱餐油腻食物后诱发。起病急，多为右上腹持续疼痛伴阵发性加重，可放射至右肩及肩胛下区，右上腹有压痛及肌紧张，常有莫菲（Murphy）征阳性，伴有恶心、呕吐、发热及黄疸，超声波检查有助于诊断。

3. 急性胰腺炎　常在酗酒或暴饮暴食后发生，为上腹中部持续性剧痛，可向左腰背部放射，上腹部有压痛，严重者有肌紧张，伴恶心、呕吐及发热。血清及尿淀粉酶增高常为诊断的重要依据。

4. 胆道蛔虫　可有吐虫史，起病急，上腹剑突下有深压痛，无肌紧张体征与剧痛不能平卧。常有恶心、呕吐或吐出蛔虫。

5. 急性阑尾炎　无诱因，多先表现为上中腹钝痛，后转移至右下腹持续性疼痛，逐渐加重，可伴恶心、呕吐。查体右下腹麦氏点有明显压痛，严重者已累及腹膜壁层，可出现肌紧张及反跳痛，外周血白细胞数升高。

6. 急性机械性肠梗阻　多为上腹或脐周阵发性绞痛，伴有反复呕吐、腹胀，无排气排便，腹部可见肠型，肠鸣音亢进或有气过水声。绞窄性梗阻（影响肠壁血液循环）腹痛为持续性，可伴有腹膜刺激征，有休克表现。部分肠梗阻则症状较轻，可有排气排便。X线腹部透视可见肠管内积气和液平。

7. 腹部闭合性损伤　常见于肝、脾破裂。有外伤史，多起病急，肝、脾部位即右上腹或左上腹有钝痛，伴肌紧张。内出血至腹腔时可有移动性浊音，内出血量多时可伴有休克。腹腔穿刺可抽出鲜血。

8. 宫外孕破裂　见于育龄期妇女，有停经史。起病突然，腹痛先在患侧下腹，继之扩散到全腹，以下腹痛为主，有下坠感，呈持续性伴阵发加重。查体下腹部有明显压痛伴肌紧张，子宫有早孕症，宫颈举痛，后穹隆饱满触痛明显，若在后穹隆穿刺可抽出不凝的血。

9. 肾、输尿管结石　起病突然，疼痛位于患侧腰部，沿输尿管向下放射，可至会阴部，常伴血尿。患者痛苦不安、面色苍白、大汗甚至虚脱。

10. 心肌梗死　少数急性心肌梗死可表现为腹痛，对于老年人、高血压患者应提高警惕。

11. 急性胃炎　常有暴饮暴食或不洁食物史。发病急，上腹持续疼痛有时伴阵发加剧，上腹偏左有轻压痛，伴恶心、呕吐，用阿托品等药物可缓解。急性胃炎无特异性诊断指标，某些急腹症早期表现极似急性胃炎，如早期阑尾炎、急性胰腺炎、肠梗阻等。

五、急腹症的鉴别要点

1. **外科急腹症**
（1）一般先有腹痛，然后出现伴随症状。
（2）腹痛定位明确，性质明显，特点是出现固定性压痛、反跳痛和肌紧张。

2. **内科腹痛**
（1）一般先出现发热、头痛、胸痛、气促，然后出现腹痛。

(2) 腹痛定位不明确，一般无反跳痛和肌紧张。

3. 妇科腹痛

(1) 腹痛以下中腹为主，并向会阴部放射。

(2) 有白带增多、阴道出血、内出血。

(3) 腹痛与月经史、生产史有关。

六、呕血的分诊要点

1. 出血量的估计　可判断病情危重程度（表3-3-2）。

表3-3-2　出血量的估计

出血程度	症状	血压	脉搏（次/分）	尿量	出血量（ml）	占全身总血量百分比（%）
轻度	皮肤苍白、头晕、发冷	正常	正常或稍快	减少	<500	10~15
中度	眩晕、口渴、尿少	下降	100~110	明显减少	800~1000	20
重度	烦躁不安、心悸、出冷汗、意识模糊、呼吸深快	显著下降	>120	少尿或无尿（5~15ml/h）	>1500	30

2. 呕血与咯血的区别　见表3-3-3。

表3-3-3　呕血与咯血的鉴别

	呕血	咯血
颜色	咖啡色、暗红色，偶有鲜红色	鲜红色
血内混有物	食物残渣或胃液	泡沫及痰

续表

	呕血	咯血
出血方式	呕出	咯出
伴随症状	上腹不适、恶心、呕吐	喉部瘙痒、胸闷、咳嗽
黑便	常伴随	无，吞下血液后可有
酸碱反应	酸性	碱性
病史	消化系统疾病病史	呼吸系统疾病病史

3. 假性呕血、黑粪的鉴别

（1）鼻、咽、口腔等部位出血后吞下，如鼻出血、拔牙出血及食用禽、畜的血液引起黑粪。

（2）口服某些药物，如铁剂、铋剂、炭剂或某些中药等可使大便呈黑色，但无光泽，便隐血试验阴性。

七、恶心、呕吐的分诊要点

1. 中枢性呕吐

（1）神经性呕吐：其特点为病程较久，多发生于青年女性，反复发作，呕吐多发生在饭后，为小量多次，常不伴有恶心。呕吐不费力，多伴有神经症。呕吐的发生与精神及情绪因素加重有关，虽然有频繁的呕吐但体重并不降低。

（2）颅内压增高：颅内占位性病变、脑炎及脑膜炎等均可使颅内压增高而发生呕吐，呕吐多呈喷射性，而且严重，多不伴有恶心，常有较剧烈头痛。

（3）第Ⅷ脑神经疾病：临床常见者有梅尼埃病［梅尼埃（Meniere）综合征］、晕船、晕车等。多伴有眩晕。呕吐较重，亦可呈喷射性，呕吐与体位变动有关。

（4）脑血管病：如偏头痛时可发生严重的恶心、呕吐，同时有严重头痛,面色苍白。

(5)化学感受器触发区受刺激:这类呕吐常伴有明显的恶心。如酮症酸中毒、低血钠、低血氯、尿毒症、甲状腺危象、妊娠呕吐、药物引起的呕吐等。

2. 反射性呕吐

(1)头部器官疾病:如急性闭角型青光眼,因眼压突然升高,发生恶心呕吐,同时多伴有剧烈的头痛及视力障碍。

(2)胸部器官疾病:如急性心肌梗死,可引起顽固的恶心、呕吐,多伴有胸痛、心悸、呼吸困难等。

(3)腹部器官疾病

①胃部疾病如急性胃炎,可发生明显的恶心、呕吐,同时多伴有胃痛,呕吐后胃痛可缓解。有幽门梗阻时呕吐重,且呕吐物量大,并可有隔宿食物及酸臭味,常可见胃型。

②急性肠炎、急性阑尾炎时,皆可引起恶心、呕吐,多伴有腹痛。小肠梗阻多可发生严重呕吐,如梗阻部位在小肠上部,呕吐发生早而且严重,呕吐物量大并混有胆汁,梗阻在小肠下部,呕吐量小,但有粪臭,多伴有肠绞痛,并可有肠型。

③胆道疾病,如急慢性胆囊炎、胆石症,皆可引起恶心、呕吐,但多不严重,而上腹痛常较明显。

④肝脏疾病,如肝炎、肝硬化时,恶心、呕吐常为一较严重的症状,同时多伴有黄疸。

⑤胰腺疾病,如急性胰腺炎时,可出现顽固的恶心、呕吐,同时伴有严重的上腹痛。

⑥尿路结石,在肾绞痛时出现明显恶心、呕吐。

八、腹泻的分诊要点

正常排便次数因人而异,每日2~3次或2~3天一次,但排出水量不应超过250ml,粪便成形,不含有异常成分。病程不足

2 个月者为急性腹泻,超过 2 个月者为慢性腹泻。

1. 根据伴随症状分诊

(1) 腹泻伴有发热:常为肠道感染性疾病,如急性细菌性疾病、食物中毒等。伴有低热者常为肠结核、非特异性溃疡性结肠炎等。

(2) 腹泻伴腹痛及里急后重感:脐周绞痛、肠鸣音亢进多见于小肠炎性病变;下腹部痛多见于结肠病变;伴里急后重感多见于乙状结肠下段或直肠病变,如细菌性痢疾、直肠癌等。

(3) 腹泻伴呕吐:进食后数小时内发生恶心、呕吐,且集体发作,常见于食物中毒。

(4) 腹泻伴体重减轻:常见于肠道恶性肿瘤、甲状腺功能亢进、消化及吸收不良等。

2. 根据粪便性状分诊

(1) 大便稀薄或水样,伴有未消化食物残渣,多见于小肠炎、食物中毒;水样便,见于肠毒性大肠埃希菌、金黄色葡萄球菌食物中毒;绿色水样便见于小儿肠毒性大肠埃希菌肠炎。

(2) 粪便中带黏液脓血,多见于细菌性痢疾、溃疡性结肠炎、结肠癌、血吸虫病。

(3) 粪便呈酱红色稀便或巧克力色,如阿米巴痢疾;呈海水样蓝或蛋花汤样见于假膜性肠炎。

(4) 粪便呈血水或洗肉水样,多见于嗜盐菌肠炎、急性出血坏死性肠炎,有时呈腥臭血水样。

(5) 粪便中含大量脂肪及泡沫,气多而臭,多为胰腺疾病或肠吸收不良综合征。粪便呈白陶土样并有泡沫,见于脂肪泻。

(6) 粪便呈米泔水样,见于霍乱、副霍乱。

(7) 粪便中有白细胞,提示病原菌已侵入肠黏膜,其白细胞分类可提示病原菌性质。如中性粒细胞增高,常见于细菌性痢疾、沙门菌属肠炎、金黄色葡萄球菌肠炎等;单核细胞增多见于伤寒；嗜酸性细胞增多见于过敏性肠炎。

（8）粪便中有淀粉颗粒，表明消化不良，可能有胰腺疾病，有脂肪滴时亦表示有胰腺疾病。如粪便中脂肪酸增多，可能由于小肠黏膜病变致吸收不良。

九、昏迷的分诊要点

对昏迷患者要详细询问其病史、既往史。首先排除脑血管疾病，其次排除肝炎、尿毒症等病史，询问是否有中毒的可能性，如酒精、安眠药、CO和其他中毒等。询问有无头颅外伤史及糖尿病史。做护理评估时，注意患者呼吸气味，急性酒精中毒有很浓的酒精味，尿毒症昏迷者有烂苹果味。从颜色上看，亚硝酸盐中毒面色呈青紫色，CO中毒口唇为樱桃红色，根据以上护理体检来判定昏迷的原因。

十、外伤的分诊要点

询问外伤史，了解致伤的原因，注意受伤的姿势、位置或受暴力的方向。检查外伤部位出血情况，根据部位分诊治疗。

十一、发热的分诊要点

1. 发热程度　可分为4种：低热，37.5~38℃；中等热，38.1~39℃；高热，39.1~41℃；超高热，41℃。

2. 发热过程　发热一般可分为3个阶段。

（1）体温上升期：患者多感到疲倦、全身不适、肌肉酸痛，怕冷或寒战。体温上升的形式有两种。①骤升型：体温迅速上升，在数小时内可达39~40℃或以上，常伴有寒战，多见于大叶性肺炎、急性肾盂肾炎、疟疾；②缓升型：体温逐渐上升，经数小时可达到高峰，常见于伤寒、结核病等。

（2）高热持续期：此期体温可达高峰，患者常自觉灼热，皮肤由苍白转为潮红，呼吸加快。

（3）体温下降期：当疾病得到控制后，发热会消退，体温恢复到正常。①骤降型：在数小时内体温下降至正常水平，或稍低于正常，多伴有大量出汗，可见于大叶性肺炎、疟疾、急性肾盂肾炎等。②缓降型：发热经数日逐渐降到正常体温范围，见于伤寒、布氏杆菌病等。

3. 发热热型　常见下列6种。

（1）稽留热：体温持续在39～40℃，或更高，可保持数月或数周，体温每日波动在1℃以内。此种热型可见于大叶性肺炎、伤寒等。

（2）弛张热：持续高热39℃以上，每日体温波动在2℃以上，但最低体温仍不降至正常。此热型多见于化脓性感染、败血症、结核病、恶性疟疾等。

（3）间歇热：高热期与无热期交替出现。高热期体温可达39℃以上，持续数小时后体温骤降至正常；无热期体温正常，可达数小时或数日，然后，体温又突然升高，如此反复发作。见于疟疾、急性肾盂肾炎等。

（4）不规则热：一种常见热型，体温变动极不规则，高热持续时间不定，每日体温波动的范围也不定。此种热型可见于风湿热、结核病、支气管炎、感染性心内膜炎等。

（5）回归热：体温骤然上升至39℃以上，持续数日后又骤然下降至正常。体温正常，数日后又突然升高，如此反复发作。此种热型可见于霍奇金病。

（6）波状热：体温逐渐上升至39℃或以上，数日后体温逐渐下降至低热或正常水平，数日后又逐渐上升，如此反复发作。此种热型可见于布氏杆菌病。

4. 伴随症状和体征

（1）寒战：起病急，发热并伴寒战，常为感染性疾病的表现，特别是细菌性感染，如大叶性肺炎、急性胆囊炎、败血症等。恶性疟疾或淋巴瘤时也可见发热伴寒战表现。普通感冒或流行性感冒常表现为畏寒。

（2）皮疹：某些传染病常伴有皮疹，如伤寒、麻疹、猩红热，药物过敏者也常有皮疹。

（3）出血倾向：皮下出血或牙龈、鼻腔出血，多见于急性白血病、急性再生障碍性贫血，或重症感染如败血症、流行性出血热等各种原因所致的 DIC。

（4）关节肿痛：发热伴有单发或多发关节红、肿、热、痛，可见于风湿热、结核病及痛风等。

（5）淋巴结肿大、肝脾大：发热同时伴有淋巴结肿大及肝脾大者，多见于传染性单核细胞增多症、急性白血病及淋巴瘤；某些传染性疾病仅伴肝脾大者，可见于病毒性肝炎、疟疾、急性血吸虫病等。

十二、意识障碍分诊要点

意识障碍是指人体对内外环境不能认识，是高级神经系统功能活动处于抑制状态的结果。

（一）分类

根据意识障碍严重程度不同分为以下几种。

1. 意识模糊　对周围事物反应迟钝。轻度意识模糊易被忽略，临床表现为说话不太流利，用词不当或思路不连贯，定向力可能不够准确。中度意识模糊表现为只能回答简单的问题，回答问题不连贯，定向力差。严重意识模糊表现为只能说简单的字或词，对周围事物漠不关心。

2. 昏睡　临床表现为处于睡眠状态，可叫醒，可将眼睛睁开观察事物,但无表情,所答非所问。

3. 谵妄 意识障碍同时伴有情绪激动或躁动、烦躁不安、感觉错乱、定向力丧失、语无伦次,可有幻觉。

4. 昏迷 意识完全丧失,根据其严重程度而分为轻度、中度、重度。鉴别如表3-3-4所示。

表3-3-4 昏迷分度

鉴别项目	轻度	中度	重度
痛刺激反应	有	重刺激时有	无
对光反应	有	迟钝	无
角膜反射	有	迟钝	无
腱反射	有	减弱	无
肌张力	轻度减弱	减弱或增强	减弱或消失
病理反射	可有	有	有
呼吸功能	正常	正常	有改变或严重损害
循环功能	正常	有改变	明显改变或难以维持

根据有无病理体征对昏迷进行鉴别。

(1) 有神经系统定位体征

①锥体束征阳性:常见于脑出血、脑水肿、脑血栓、脑肿瘤等。

②脑膜刺激征阳性:伴有发热者,常见于流行性脑脊髓膜炎、结核性脑膜炎、流行性乙型脑炎;不伴有发热者,常见于蛛网膜下腔出血。

(2) 无神经系统定位体征

①既往有相关病史者,常见于尿毒症、糖尿病非酮症高渗性昏迷、低血糖昏迷、肝性昏迷、甲状腺危象等。

②无原发病，起病急，若伴有感染者，常见于感染中毒性脑病，若不伴有感染者，常见于一氧化碳中毒、催眠药中毒、有机磷中毒等。

(二) 鉴别

根据伴随症状或体征对意识障碍进行鉴别。

1. 伴有抽搐者，常见于癫痫、子痫、高血压脑病、脑水肿、尿毒症、脑缺氧、感染中毒性脑病等。

2. 伴有颅压增高者，常见于脑水肿、脑炎、脑膜炎、脑肿瘤、硬膜外血肿、蛛网膜下腔出血等。

3. 伴有高热者，常见于脑炎、脑膜炎、中暑、感染中毒性脑病、甲状腺功能亢进危象、肾上腺危象、阿托品中毒等。

4. 伴有低体温者，常见于低血糖昏迷、甲状腺功能减退危象、安眠药中毒、脑干梗死等。

5. 伴有高血压者，常见于高血压脑病、脑卒中、子痫等。

6. 伴有低血压者，常见于大量失血、感染中毒性休克、心源性休克。

7. 伴有深大呼吸者，常见于各种原因引起的代谢性中毒。

8. 伴有浅弱呼吸者，常见于肺功能不全、药物中毒、中枢神经损害。

9. 患者呼出气体的气味，有时对诊断很有帮助，如尿毒症患者呼出气体有尿味，酮症酸中毒的患者呼出的气体有烂苹果味，肝性昏迷时有肝臭味，酒精中毒者有酒味，敌敌畏（DDV）中毒时有敌敌畏味。

10. 短暂意识障碍后即清醒，见于脑震荡、脑挫裂伤；昏迷、清醒、再昏迷，见于硬膜外血肿；伤后几天到几个月出现昏迷，见于硬膜下血肿。

十三、头痛分诊要点

头痛泛指头颅上半部即眉弓至枕下部范围的疼痛。

1. 脑病变

（1）脑膜炎、脑炎、蛛网膜炎：一般多为急性起病，头痛剧烈，有发热和脑膜刺激征。脑脊液检查是确诊的主要依据。

（2）蛛网膜下腔出血及脑出血：蛛网膜下腔出血多因颅内先天性动脉瘤及动静脉畸形破裂所致，多见于青壮年，多有用力或情绪激动的诱因，表现为突然发作的剧烈头痛，为劈裂样痛。患者若意识清楚，多能说出头痛发生的准确时间。这种疼痛多开始于后枕部，可伴有恶心、呕吐。除有明显的脑膜刺激征外，多无偏瘫等神经系统的定位体征。脑脊液呈均匀血性，早期无发热，重者可昏迷。部分出血量少的脑出血患者，可只有头痛、头胀，多见于有高血压、动脉硬化的中老年人，此类患者多伴有偏瘫等神经系统体征。重症脑出血的患者一般先有剧烈头痛，之后出现数十分钟至数小时的昏迷。

（3）颅内肿物：包括脑肿瘤、脑脓肿、颅内血肿或囊肿、脑寄生虫病等。约80%有颅内压增高，出现发作性头痛，早晨起床后加重，午后逐渐减轻，后期呈持续性头痛。凡能引起颅内压升高的动作如咳嗽、用力，均可使头痛加剧，呕吐后头痛可减轻。常有眼底视盘水肿，一侧或双侧眼外肌麻痹，双侧病理反射阳性等。随着颅内压升高，可有呼吸缓慢、脉搏慢而有力及血压增高等表现，此时头痛可急剧加重，以致抱头呻吟伴喷射性呕吐。上述表现可反复发作和缓解，最后昏迷，这是急性颅内压增高危象——脑疝的先驱表现。

（4）急性脑水肿：多见于恶性高血压（高血压性脑病）、尿毒症及子痫等。由于血压（特别是舒张压）的急剧增高，导致脑组织的急性循环障碍，产生急性缺血、缺氧而发生脑组织的水肿，多为急性或亚急性起病。除有头痛等颅内压增高的症状外，常有意识障碍、兴奋不安、癫痫发作和失语、偏瘫等脑部损害的体征，眼底有视盘水肿、视网膜动脉痉挛、渗出及出血，原发病的病史可作为诊断依据。

（5）癫痫性头痛：多见于儿童及青少年。头痛的发作和终止均比较突然，具备癫痫发病的特点，即突然性、重复性及自行缓解。此类头痛一次发作短则数秒，长则一天或数天，可由于劳累（包括脑力劳动）、情绪因素诱发。多表现为头部的剧烈胀痛，可伴恶心、呕吐、流泪、流涕、眩晕、黑矇等症状，部分患者还可有意识障碍。发作后常感疲劳和嗜睡。

2. 五官病变

（1）急性副鼻窦炎：多为前头部或头顶部的持续性胀痛，症状轻重与鼻腔引流通畅的程度有关。额窦炎引起的头痛大都是晨起较重，直立体位后由于引流的改善，头痛逐渐减轻；上颌窦炎则与此相反。

（2）眼部的急性炎症和青光眼：疼痛多限于眼眶部位并可扩散至额、颞部。因青光眼所致头痛一般比较剧烈，常伴有恶心、呕吐。青光眼时有瞳孔散大和虹视现象（即看灯光时周围有彩环），测眼压增高有助于诊断。眼局部急性炎症所致头痛，根据病史及眼部症状较易诊断。

（3）牙痛：疼痛常向同侧头部扩散，有时也较剧烈，但其原发部位的牙痛一般比较明显，不易误诊。

3. 头颈部神经痛　枕大神经、眶上神经和耳颞神经等常可因受寒、病毒感染或外伤而引起头痛，特点是在神经分布区域内发生针刺样、刀割样或烧灼样锐痛。有时呈持续性剧痛，局部皮肤有时可因感觉过敏而不敢触摸。

4. 血管性头痛　血管性头痛系发作性神经-血管功能障碍，为颅外动脉，主要为颞动脉的剧烈扩张所引起。疼痛位于颞侧，早期多呈搏动性疼痛，后期呈胀痛。颞支动脉触诊可见搏动明显增强，压迫颞动脉后可使头痛减轻。偏头痛是最常见的血管性头痛。

5. **全身性疾病** 引起头痛的疾病主要是急、慢性发热和中毒性疾病。头痛为双颞侧搏动性痛或全头胀痛，在咳嗽、摇头和低头时加重。

第四节　急诊传染病分诊制度

为规范我院传染病预检、分诊工作，有效控制传染病疫情，防止医院内交叉感染，保障人民群众身体健康和生命安全，根据《中华人民共和国传染病防治法》和卫生部《医疗机构传染病预诊分诊管理办法》制定本制度。

1. 认真执行消毒隔离制度。科室布局、分布合理，人流、物流合理，所有物品、区域的标识与标志明确、清楚。保持室内卫生清洁，洁、污物品分开放置。

2. 预诊分诊点采取标准防护措施，按照规范严格消毒，并按照《医疗废物条例》规定处理医疗废物。

3. 预诊分诊点的医师在诊疗过程中，应当注意询问患者有关的流行病学史、职业史，结合患者的主诉、病史、症状和体征等对就诊患者进行传染病预诊。

4. 经预诊为传染病患者或者疑似传染病患者的，应当将其分诊至发热门诊、肠道门诊就诊，同时对接诊处采取必要的消毒措施。

5. 预诊分诊点应根据传染病的流行特点、周期和流行趋势做好特定传染病的预检、分诊工作。排除特定传染病后，再到相应的普通科室就诊。

6. 对呼吸道等特殊传染病的患者或者疑似患者，分诊点应当依法采取隔离或者控制传播措施，并按照规定对陪同人员和其他密切接触人员采取医学观察和其他必要措施。

7. 预检分诊点对不具备救治能力的传染病，应当及时按照当地卫生行政部门的规定将患者转诊到具备救治的医疗机构诊疗。

8. 预检分诊点定期对医务人员进行传染病防治法知识培训，培训内容包括传染病防治的法律、法规以及传染病流行动态，诊断、治疗、预防、职业暴露的预防和处理等。从事传染病预检、分诊的医务人员应当严格遵守卫生管理法律、法规和有关规定，认真执行临床技术操作规范以及有关工作制度，做好个人防护。

9. 医院相关科室要加强对预检分诊工作的监察管理，对违反《中华人民共和国传染病防治法》等有关法律、法规的，按相关规定处罚。

第四章

急诊医学科感染管理指引

第一节 急诊医学科建筑布局及基本设施

一、建筑布局及基本设施

1. 急诊医学科房屋设施建设应科学合理，包括通风、人流通道等都要规范，并贴上明显标识牌，增添必要的消毒措施；清洁区应禁止病员及家属进入；清洁区、缓冲区、污染区应相对分离。应设出入口、医疗区和辅助治疗区。医疗区和辅助治疗区应当合理布局，医疗区应包括预检分诊、诊室、隔离就诊室、治疗室、处置室、抢救室、监护室、留观室。

2. 室内应明亮、通风良好，候诊区宽敞，就诊流程便捷。

3. 急诊抢救室每床净使用面积≥$12m^2$，观察室床间距≥$1.2m$。

4. 各诊疗区域应配置有效、便捷的手卫生设施：洗手池、非手触式水龙头、清洁剂、速干手消毒剂、干手设施。

5. 配备各种防护用品。

二、医务人员要求

1. 医护人员上班时必须衣帽整洁，禁留长指甲及戴首饰，治疗操作时戴口罩。接触每个患者前后应用洗手液、流动水洗手或用速干手消毒剂擦拭。

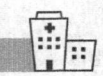

2. 应定期体检,并进行必要的预防接种。

3. 严格执行标准预防及手卫生制度,有职业暴露可能时应戴个人防护装备。

4. 患有感染性疾病(如皮肤感染、呼吸道感染和腹泻等)者应停止工作。

5. 定期进行医院感染相关知识的培训,针对不同的传染病,根据其传播途径采取相应的消毒、隔离、防护措施。

第二节　环境、物体表面的消毒及无菌措施

一、环境、物体表面的消毒

1. 地面及床头桌做到湿式擦洗,并做到湿式扫床,一桌一巾,一床一巾,用后用含有效氯250mg/L的消毒液浸泡消毒;墩布做到四固定并有明显标记,清洗后悬挂晾干。

2. 体温表做到一用一消毒,用75%酒精浸泡消毒并隔日更换酒精一次。

3. 血压计及听诊器每天用75%酒精擦拭,袖带每周用含有效氯250mg/L的消毒剂浸泡消毒,清洗后晾干备用。如被体液或血液污染应随时消毒清洗。

4. 治疗室内空气用紫外线或三氧机消毒每天2次,每次2小时,每月1次细菌监测,并做好登记;室内门把手、操作台面、床旁椅、桌、转运车、医疗器械用250mg/L含氯消毒剂喷洒,每天1次。

5. 医护人员应了解消毒剂的性能及作用、有效浓度及作用时间、配置方法,使用中的消毒液应保持有效浓度,定期更换及监测。

二、无菌措施

1. 无菌物品与非无菌物品分开放置，标明灭菌日期，定期检查，在灭菌有效期内使用，一用一灭菌。

2. 治疗室护士每日清点并检查无菌物品（包括一次性物品有无过期）的有效期，过期物品需要重新灭菌方能使用。

3. 室内保持空气流通，定期进行空气微生物检测。物表每日用 500mg/L 含氯消毒液擦拭 2 次，地面每日用 500mg/L 含氯消毒液拖地 2 次，有污染时随时用纸巾吸去污染物后消毒处理。

4. 无菌敷料桶（纱布、棉球）开封后有效期为 24 小时，无菌敷料缸开启注明启用时间，在 24 小时内使用，24 小时后重新灭菌。无菌持物钳及容器每周灭菌，戊二醛消毒液浸泡持物钳轴节，每周更换。所有无菌物品如有污染禁止使用，应再消毒灭菌。

凡疑为特殊感染敷料、废弃物及一次性无菌手套、棉签等医用垃圾应装入黄色塑料袋内封闭，医院统一处理。

5. 注射、治疗时，应放无菌盘，盘内的治疗巾每 4 小时更换 1 次。安尔碘及 75% 酒精开启后注明日期及时间，有效期为 1 周。

6. 抽取的药液、开启的无菌溶液须在 2 小时内使用，各种溶酶不得超过 24 小时，并注明启用时间。

7. 注射、输液、采血一人一针一管，换药、清创缝合一人一包一用一消毒，止血带一人一用一消毒。

8. 呼吸机管路应专人专用，使用中的管路定期更换，终末用环氧乙烷消毒。

9. 床单位终末消毒：紫外线照射消毒床垫及被褥并铺清洁被单备用。清理床头桌及壁柜，并用含有效氯 500mg/L 的消毒剂溶液擦拭床头桌、床挡及壁柜。各种仪器用 75% 酒精擦拭并使其保持备用状态。

10. 治疗车物品摆放：上层为清洁区；下层为污染区。

11. 碘伏、酒精每周更换 2 次，容器每周灭菌 2 次。

12. 抢救仪器表面每周用 75% 酒精擦拭一次，如有污染随时擦拭消毒。洗胃机、吸痰器、呼吸囊及呼吸机管道等一人一用一消毒，用 500mg/L 含氯消毒液浸泡消毒 30 分钟后清水冲洗晾干备用。

第三节　急诊常见血液职业暴露及标准预防

一、病毒性肝炎的职业暴露

1. 职业暴露 HBV（乙肝）后应急预防　针对乙肝易感者与对乙肝疫苗无应答者，即血清抗 HBs 阴性者，当接触血清 HBsAg（+）血液后，措施有两条：

（1）急注射乙型肝炎免疫球蛋白（HBIG），首次应该在暴露后 48 小时内完成。HBIG 的效价必须达到 1∶200 000（即 200μl/ml）以上，用量 0.6ml/kg 的保护效果较理想，对既往接种过疫苗而无血清学应答者，宜接种 HBIG 2 次（相距 3~6 个月）。暴露后 1 个月，如未发生乙肝，宜重复应用 HBIG 一次。

（2）急接种乙肝疫苗，暴露后 6 个月内应予血清学随访，并注意有无相关的临床表现与肝功能变化。至于血清学抗体 HBs ≤10μl/ml 的医务人员，需加强接种乙肝疫苗一次，并接种 HBIG 一次。上述措施应尽早（48 小时内）完成。

2. 丁肝　丁肝只发生在有乙肝病毒感染的人群中，它通过类似乙肝途径传播。防止乙肝感染的措施也对丁肝病毒有效。

3. 职业暴露 HCV（丙肝）的预防

（1）对此类血源性感染尚无适当的预防方案。预防性应用干扰素、抗病毒药是否奏效无定论，故不推荐。

（2）对暴露者的血清学随访抗 HCV 十分重要，暴露后 24～48 小时内、6 个月及 12 个月检查三次抗 HCV 是必要的。一旦血清抗 HCV 由阴转阳，应及时启动抗病毒治疗，不必等待肝功出现异常。

二、梅毒的职业暴露

发生梅毒职业暴露后除紧急处理伤口外，应即刻给予预防用药，可采用苄星青霉素 240 万 U/w，深部肌内注射，持续 1 个月。1 个月、3 个月、6 个月分别随访，复查 TPPA 或 TPHA、RPR。在观察随访期间，建议要注意安全性行为，避免梅毒再次传播。

三、HIV 的职业暴露

1. 艾滋病病毒职业暴露级别

（1）一级暴露：①暴露源为体液、血液或者含有体液、血液的医疗器械、物品；②暴露类型为暴露源沾染了有损伤的皮肤或者黏膜，暴露量小且暴露时间较短。

（2）二级暴露：①暴露源为体液、血液或者含有体液、血液的医疗器械、物品；②暴露类型为暴露源沾染了有损伤的皮肤或者黏膜，暴露量大且暴露时间较长；或者暴露类型为暴露源刺伤或者割伤皮肤，但损伤程度较轻，为表皮擦伤或者针刺伤。

（3）三级暴露：①暴露源为体液、血液或者含有体液、血液的医疗器械、物品；②暴露类型为暴露源刺伤或者割伤皮肤，但损伤程度较重，为深部伤口或者割伤物有明显可见的血液。

2. 暴露源危险程度的类型　暴露源的病毒载量水平分为轻度、重度和暴露源不明三种类型。

（1）经检验，暴露源为艾滋病病毒阳性，但滴度低、艾滋病病毒感染者无临床症状、CD_4计数正常者，为轻度类型。

（2）经检验，暴露源为艾滋病病毒阳性，但滴度高、艾滋病病毒感染者有临床症状、CD_4计数低者，为重度类型。

（3）不能确定暴露源是否为艾滋病病毒阳性者，为暴露源不明型。

3. 根据暴露的级别决定用药方案

（1）发生一级暴露且暴露源的病毒载量水平为轻度时，可以不使用预防性用药。

（2）发生一级暴露且暴露源的病毒载量水平为重度或者发生二级暴露且暴露源的病毒载量水平为轻度时，使用基本用药程序。

（3）发生二级暴露且暴露源的病毒载量水平为重度或者发生三级暴露且暴露源的病毒载量水平为轻度或者重度时，使用强化用药程序。

（4）暴露源的病毒载量水平不明时，可以使用基本用药程序。

4. HIV职业暴露预防性用药程序　分为基本用药程序和强化用药程序。

（1）基本用药程序为两种逆转录酶制剂，使用常规治疗剂量，连续使用28天。齐多夫定每次300mg，2次/天＋拉米夫定，每次150mg，2次/天；或直接服用复方制剂双汰芝1片/次，2次/天。

（2）强化用药程序是在基本用药程序的基础上，同时增加一种蛋白酶抑制剂，使用常规治疗剂量，连续使用28天。最新用药采用双汰芝1片/次＋克力芝2片/次，2次/天，口服。克力芝为利托那韦和洛匹那韦的复方制剂。不提倡奈韦拉平用于暴露后预防用药，因为奈韦拉平具有潜在的肝毒性作用。

5. HIV 职业暴露后的处理原则

（1）急救：首先要对暴露的部位采取紧急处理措施，包括反复轻轻挤压伤口周围，使受伤部位的血液排出体外，用肥皂及流动的清水反复冲洗伤口，然后进行伤口的消毒和包扎，黏膜可用生理盐水或清水反复冲洗。

（2）报告与保密：紧急局部处理完成后，当事人应立即向本单位领导汇报，在确定为艾滋病职业暴露后应立即报告区县疾控中心。同时要对暴露者的情况做好保密工作。

（3）由专家对暴露源严重程度和暴露危险度进行评估，确定是否进行药物预防。

（4）根据评估的结果决定是否使用预防药物和选择适当的药物预防方案。如有必要，应于 24 小时内开始服用预防药物，并坚持完成整个过程。

（5）对暴露源和暴露者进行流行病学监测和用药后情况的监测，暴露者应于暴露后 0、4 周、12 周、6 个月、12 个月进行血液检测。

6. 职业暴露 HIV 后的预防

（1）医疗卫生机构应当根据暴露级别和暴露源病毒载量水平对发生艾滋病病毒职业暴露的医务人员实施预防性用药方案。

（2）预防性用药方案分为基本用药程序和强化用药程序。

（3）基本用药程序为两种逆转录酶制剂，使用常规治疗剂量，连续使用 28 天。

（4）强化用药程序是在基本用药程序的基础上，同时增加一种蛋白酶抑制剂，使用常规治疗剂量，连续使用 28 天。

（5）预防性用药应当在发生艾滋病病毒职业暴露后尽早开始，最好在 4 小时内实施，最迟不得超过 24 小时；即使超过 24 小时，也应当实施预防性用药。

7. 预防性用药注意事项

（1）由于预防性治疗药物的效力和毒性以及不同暴露方式导致 HIV 感染的危险性的数据都很有限，所以当拟订预防性治疗处方时，必须认真考虑可能的毒副作用。

（2）应在"艾滋病职业暴露安全药品贮储备库（点）"和 HIV/AIDS 防治专家的指导下使用。

（3）根据使用反应情况，可改变处方。可根据暴露者对于抗逆转录病毒药物的耐药性、当地可提供药物的种类、暴露者的健康状况及其正在服用药物的配伍禁忌、暴露者的药物禁忌等情况进行调整。

（4）还应该让暴露者了解：预防感染药物的效力和毒性资料有限；除齐多夫定外，药物对 HIV 阴性和妊娠妇女的毒副作用的数据有限；暴露者可拒绝使用一种或所有的预防药物。职业性暴露 HIV 的人员应接受并主动配合随后的咨询和追踪监测，并应采取措施防止再次传播病毒。

8. 监测

（1）监测暴露源：如果暴露源没有阳性或阴性的血清学化验结果，最好做快速试验，同时留取血标本做酶链检测及确证试验。如果暴露源有急性 HIV 综合征的症状，应同时检测病毒载量。

（2）监测职业暴露者：由省级 HIV 监测中心抽血检测职业暴露者的 HIV1/2 抗体（包括做快速试验），该血清留样备用。

（3）如果职业暴露者以前已有 HIV 抗体的化验结果，则应加以记录。分别在暴露后 0、4 周、12 周、6 个月、12 个月监测 HIV 抗体，结果填写在登记表内。

（4）使用预防性治疗，应监测药物的毒副作用，包括使用预防性治疗前和服药 2 周、4 周的全血检测、肾功能和肝功能检测。

（5）小型事故可在紧急处理后，立即报告主管领导和有关专家，以及时发现处理中的疏漏之处，使处理尽量完善妥当。

（6）即使是未用药预防者，也要定期检测 HIV 抗体，检测时间同前。

第四节　标准预防

一、概念

认定患者的血液、体液、分泌物、排泄物均具有传染性，不论是否有明显的血迹污染或是否接触非完整的皮肤与黏膜，接触上述物质者必须采取防护措施。

其基本特点为：

1. 既要防止血源性疾病的传播，也要防止非血源性疾病的传播。

2. 强调双向防护，既防止疾病从患者传至医务人员，又防止疾病从医务人员传至患者。

3. 根据疾病的主要传播途径，采取相应的隔离措施，包括接触隔离、空气隔离和微粒隔离。

二、标准预防的措施

1. 洗手：接触患者的血液、体液、分泌物、排泄物及其污染物品时，不论其是否戴手套，都必须洗手。遇有下述情况必须立即洗手：摘除手套后；可能污染环境或传染其他人时（接触患者前后）。

2. 戴手套：接触患者的上述物质及其污染物品时，接触患者黏膜和非完整皮肤前均应戴手套；对患者既接触清洁部位，又接触污染部位时应更换手套。

3. 上述物质有可能发生喷溅时，应戴眼口罩，并穿防护衣，以防止医护人员皮肤、黏膜和衣服的污染。

4. 被上述物质污染的医疗用品和仪器设备应及时处理，重复使用的医疗仪器设备应进行清洁和适当消毒。

5. 污染的床单及时处理，防止接触患者的皮肤及黏膜，以防污染衣物及微生物传播。

6. 锐利器具和针头应小心处理，以防刺伤。

7. 医护人员进行各项医疗操作、清洁及环境表面消毒时应严格遵守各项操作规程。

8. 污染环境或不能保持环境卫生的患者应隔离。

三、医护人员的防护要求

1. 基本防护

（1）防护对象：在医疗机构中从事诊疗活动的所有医、护、技人员。

（2）着装要求：工作服、工作帽、医用口罩、工作鞋。

2. 加强防护

（1）防护对象：进行体液或可疑污染物操作的医护人员；传染病流行期发热门诊的工作人员；SARS病区的工作人员；转运疑似或临床诊断传染病的医护人员和司机。

（2）着装要求：在基本防护的基础上，可按危险程度使用以下防护用品。

隔离衣：进入传染病区时；

防护镜：有体液或其他污染物喷溅的操作时；

外科口罩：进入传染病区时；

手套：操作人员皮肤破损或接触体液或破损皮肤黏膜的操作时；

面罩：有可能被患者的体液喷溅时；

鞋套：进入传染病区时。

3. 严密防护

（1）防护对象：进行有创操作，要给 SARS 患者进行气管插管、切开吸痰等操作和做传染病尸解的医务人员。

（2）着装要求：在加强防护的基础上，应使用面罩。

四、基本防护要求

1. 当接触血液、体液、排泄物、分泌物及破损的皮肤黏膜时应戴手套。戴手套是为了避免与任何可能引起感染的物质接触，其目的是双重性的，既保护医护人员，也保护患者。

2. 应用操作控制：是指将潜在的刺伤事故发生的可能降至最低的一种操作模式。用过的针应立即丢入到适当的防刺、防渗漏的利器收集箱内。如果用后的针不能立即处理，应使用单手回套针帽；不要将针放入已经过满的利器收集箱中；相关工作完成后，再脱掉手套；摘掉手套后或接触体液后立即洗手。

3. 戴口罩和护目镜可防止患者的体液、血液、分泌物等体液的传染性物质飞溅到医护人员眼睛、口腔及鼻腔黏膜。

4. 穿隔离衣可防止被传染性的血液、分泌物、渗出物、飞溅的水和大量的传染性材料污染，必要时可在外加塑料围裙；脱去隔离衣后应立即洗手，以免污染其他患者和环境。

五、具体措施

1. 在诊疗、护理操作过程中，有可能发生血液、体液飞溅到医务人员面部时，应戴手套、具有防渗漏性能的口罩、防护眼镜；有可能发生血液、体液大面积飞溅或有可能污染医务人员的身体时应当穿防渗漏性能的隔离衣。

2. 不要用手直接接触暴露的皮肤、口唇、眼睛、耳朵和头发等。

3. 如果有手部皮肤破损情况时,应尽量避免接触血液、体液或黏膜,如果无法回避接触时应尽量将有破损的皮肤用创可贴等保护好后再戴双层手套进行操作。

4. 治疗中尽量使用一次性用品,包括注射器、输液器、试管、手套、隔离衣等。

5. 医务人员在进行侵袭性诊疗、护理操作过程中,要保证充足的光线并特别注意防止被针头、缝合针、刀片等锐器刺伤或划伤。

6. 用后的污物必须进行及时统一的消毒处理,以防止医源性感染的发生。

7. 使用后的锐器应当直接放入耐刺、防渗漏的利器盒,或利用针头处理设备进行安全处置,也可以使用具有安全性能的注射器、输液器等医用锐器,以防刺伤。

8. 无论在什么情况下,不要把用过的锐利器具直接传递给别人。

9. 在进行侵袭性操作时,一定要保证足够的光线,尽可能减少创口出血。

10. 不要在用过的一次性注射器针头上盖针头套,不要用手毁坏用过的注射器。

11. 在缝合伤口时,要特别注意减少刺伤。

12. 把用过的注射器直接放到专门的桶中,统一处理。

13. 勿将锐利废弃物同其他废弃物混在一起。

14. 勿将锐利废弃物放在儿童可以接触到的地方。

15. 使用防护设施,避免直接接触血液、体液。根据可能接触血液、体液量的多少,决定采用适当防护设施,包括手套、口罩、防护眼镜、隔离衣等。

第五节 急诊重症监护室感染控制管理

一、急诊重症监护室医院感染管理质量考核标准

见表 4-5-1。

表 4-5-1 急诊重症监护室医院感染管理质量考核标准

	项目	分值	扣分原因	得分
1	有医院感染管理监控小组，制定工作制度、消毒隔离、保洁制度，《医院感染管理监控手册》填写齐全、规范			
2	工作人员掌握相关的医院感染管理、消毒隔离及防护知识（提问医护人员）			
3	医护人员进入工作区时必须更换专用工作服、鞋，戴工作帽，外出时更换外出服及鞋。患有感染性疾病时应暂停在室内工作			
4	室内应保持整洁，定时通风换气（每天 2~3 次，每次 30 分钟），使用动态空气消毒机进行空气消毒，每日 3 次，每次不少于 2 小时，必要时随时消毒			
5	严格执行手卫生制度。每张病床旁需配备速干手消毒剂。检查、治疗、护理患者前后应洗手或手消毒；接触患者的血液、体液、分泌物、排泄物时应戴手套			
6	严格探视制度，特殊情况需要探视时，只允许一人入室，入室应更衣、换鞋，时间不超过 3 分钟，患有感染性疾病者不得进入			
7	呼吸机管道及氧气、雾化吸入装置等器具应定时更换，一人一用，用后应先消毒再清洗，干燥后备用			

续表

项目	分值	扣分原因	得分
8	仪器设备、地面、墙面、门窗等物体表面应保持无尘和清洁,每日用清水或消毒液擦拭,如有血液或体液污染时,应立即用 1000mg/L 含氯消毒剂擦拭消毒			
9	每月有空气、物表、手、无菌物品、使用中的消毒液的监测记录			
10	严格执行无菌操作和职业防护技术,吸痰时做好防护,吸痰管一用一更换			
11	无过期的无菌物品、消毒剂及一次性医疗用品,存放符合要求。消毒容器(碘伏、酒精瓶)每周更换 2 次,有标识			
12	使用中的消毒液浓度符合规定标准			
13	卫生洁具分开使用,有标记,用后悬挂晾干			
14	医疗废物分类收集,标识清楚,日产日清,交接记录完整			

二、急诊重症监护室感染管理小组工作制度

1. 科室院感管理小组成员

组长:

小组成员:

2. 院感管理小组职责

(1) 负责本科室有关院感知识的学习、检查,并对存在问题积极查找原因,提出整改意见,做好相应的记录备查。具体工作由护士长负责,并在每个月的第 1 周向院感了解重症监护室上一个月院感报告及记录情况,以便及时发现漏报病例,做出

纠正。

（2）医院感染监测网成员负责本科室医院感染方面（包括空气、手、物表、无菌物品、消毒液等）的监测，对不合格的应查找原因后重做，要求每月一次，保存监测单以备查。

（3）科室以卫生部文件及院规章制度为依据，结合科室实际制定出相应的预防院内感染的切实可行的规章制度和操作规程。

（4）院感病例报告制度：由经治医师组讨论确诊的院感病例，应填报告单。发病24小时内报告院感科。

（5）每月第1~2日由经治医师负责检查本组院感病例报告及各项表格填写情况。

三、急诊重症监护室感染控制规范

1. 有医院感染控制管理制度及微生物学监测。
2. 布局合理，通风良好。
3. 每天进行空气消毒，配备空气净化装置。
4. 感染患者与非感染患者区域划分明确，特殊患者单独安置。
5. 工作人员进入ICU按规定着装、洗手，患有特殊疾病的工作人员不能进入ICU。
6. 加强抗菌药物应用和细菌耐药性管理，特殊感染或高度耐药菌感染的患者，有严格消毒隔离措施。
7. 严格探视制度，限制探视人数。
8. 物品消毒处理方法正确。

四、导管相关性血行感染制度及预防控制措施

（一）导管相关性血行感染制度

1. 严格执行留置血管内导管的适应证，只有在必须时才能

使用，并尽早拔除。

2. 有留置血管内导管（尤其是中心静脉导管和周围动脉导管）的操作指南、护理规范及相关的控制方法，并对相关人员进行培训。

3. 应在半透明半浸湿的聚亚安酯敷料，覆盖纱布，覆膜变湿、弄脏时能及时更换。

4. 三通管保持清洁，发现污垢和残留血迹时，能及时更换。

5. 定期进行重点部位病原体检查，在符合"血管内导管所致血行感染"诊断标准时，应在4小时内获得抗菌药物治疗，72小时无效重复病原学检查。

6. 有完整的操作与观察处置记录。

7. 有导管相关血行感染（发病率、病原菌及其耐药性）的监测、分析与反馈。

（二）导管相关性血行感染预防控制措施

留置血管内导管是救治危重患者、实施特殊用药和治疗的医疗操作技术，但置管后的患者存在发生感染的危险，为有效预防导管相关性血行感染，特制定以下预防控制措施。

1. 置管时的预防措施

（1）严格执行无菌技术操作规程：置管时应当遵守最大限度的无菌屏障要求。置管部位应当铺大无菌单（巾）；置管人员应当戴帽子、口罩、无菌手套，穿无菌手术衣。

（2）严格按照《医务人员手卫生规范》，认真洗手并戴无菌手套，尽量避免接触穿刺点皮肤。置管过程中手套污染或破损应当立即更换。

（3）置管使用的医疗器械、器具等医疗用品和各种敷料必须达到灭菌水平。

（4）选择合适的静脉置管穿刺点，成人中心静脉置管时，应当首选锁骨下静脉，尽量避免使用颈静脉和股静脉。

(5）采用卫生行政部门批准的皮肤消毒剂消毒穿刺部位皮肤，自穿刺点由内向外以同心圆方式消毒，消毒范围应当符合置管要求。消毒后皮肤穿刺点应当避免再次接触。皮肤消毒待干后，再进行置管操作。

（6）患疖肿、湿疹等皮肤病或患感冒、流感等呼吸道疾病，以及携带或感染多重耐药菌的医务人员，在未治愈前不应当进行置管操作。

2. 置管后的预防措施

（1）应当尽量使用无菌透明、透气性好的敷料覆盖穿刺点，对于高热、出汗及穿刺点出血、渗出的患者应当使用无菌纱布覆盖。

（2）应当定期更换置管穿刺点覆盖的敷料。更换间隔时间为：无菌纱布为每2天1次，无菌透明敷料为每周1~2次，如果纱布或敷料出现潮湿、松动、可见污染时应当立即更换。

（3）医务人员接触置管穿刺点或更换敷料时，应当严格执行手卫生规范。

（4）保持导管连接端口的清洁，注射药物前，应当用75%酒精或含碘消毒剂进行消毒，待干后方可注射药物。如有血迹等污染时，应当立即更换。

（5）告知置管患者在沐浴或擦身时，应当注意保护导管，不要把导管淋湿或浸入水中。

（6）在输血，输入血制品、脂肪乳剂后的24小时内或者停止输液后，应当及时更换输液管路。外周及中心静脉置管后，应当用生理盐水或肝素盐水进行常规冲管，预防导管内血栓形成。

（7）严格保证输注液体的无菌。

（8）紧急状态下的置管，若不能保证有效的无菌原则，应当在48小时内尽快拔除导管，更换穿刺部位后重新进行置管，并作相应处理。

（9）怀疑患者发生导管相关感染，或者患者出现静脉炎、导管故障时，应当及时拔除导管。必要时应当进行导管尖端的微生物培养。

（10）医务人员应当每天对保留导管的必要性进行评估，不需要时应当尽早拔除。

（11）导管不宜常规更换，特别是不应当为预防感染而定期更换中心静脉导管和动脉导管。

3. 其他预防措施

（1）临床发现导管相关性血行感染病例，立即通过医院感染报告系统报告，感染管理科根据情况适时进行流行病学调查及采取控制措施。

（2）在高危科室进行导管相关性血行感染的目标性监测。

（3）适时对医务人员相关知识进行宣教。

五、导尿管相关性尿路感染制度及预防控制措施

（一）导尿管相关性尿路感染的制度

1. 严格执行留置导尿管的适应证，只有在必须时才能使用，并尽早拔除。

2. 有留置导尿管的操作常规、护理规范及相关感染的控制方法，并对相关人员进行培训，使其能够熟知和严格遵守。

3. 插管时应注意无菌操作、动作轻柔，避免损伤，正确固定导尿管，并采用连续密闭的尿液引流系统。

4. 导尿管与集尿袋的接口不要轻易脱开。应该保持尿流不受阻断的引流。

5. 不使用抗菌药物做连续膀胱冲洗预防感染。集尿袋低于膀胱水平，不接触地面。

6. 保持会阴部清洁干燥，尤其是尿道口。

7. 定期进行重点部位病原学检查，采集尿标本做培养时，

应在导尿管远端接口处用无菌空针抽取尿液,在符合"留置导尿管所致球路感染"诊断标准时,应及时获得治疗,72小时无效重复病原学检查。

8. 有完整的操作、观察与处置记录。

9. 有留置导尿管所致尿路感染(发病率、病原菌及其耐药性)的监测、分析与反馈。

(二) 导尿管相关性尿路感染的预防控制措施

尿路感染常见的医院感染类型,75%~80%与留置导尿管相关。为有效预防导尿管相关尿路感染,特制定以下预防控制措施。

1. 插管前准备与插管时的措施

(1) 严格掌握导尿指征,尽量避免不必要的留置导尿。

(2) 导尿前彻底清洁外阴。

(3) 仔细检查无菌导尿包,如过期、外包装破损、潮湿不得使用。

(4) 根据年龄、性别、尿道情况选择合适的导尿管口径、类型。

(5) 严格执行手卫生和戴无菌手套的程序。

(6) 常规的消毒方法:用碘伏等刺激性小的消毒剂消毒尿道口及其周围皮肤黏膜,程序如下。

①男性:自尿道口、龟头向外旋转擦拭消毒,注意洗净包皮及冠状沟。

②女性:先清洗外阴,其原则由上至下,由内向外,然后清洗尿道口、前庭、两侧大小阴唇,最后会阴、肛门,每一个棉球不能重复使用。

(7) 插管过程严格执行无菌操作,动作轻柔,选用无菌润滑剂,避免尿道黏膜损伤。

(8) 对留置导尿患者,应采用密闭式引流系统,保持其密闭性。

2. 插管后的预防措施

（1）每天评价留置导管的必要性，尽早拔除导管。

（2）保持尿液引流系统通畅和完整，不要轻易打开导尿管与集尿袋的接口。

（3）如要留取常规尿标本，对集尿袋出口处进行消毒后采集，但此标本不得用于普通细菌和真菌学检查。

（4）需做尿病原学检查，采取无菌方法从耻骨联合上穿刺或尿管处抽取。

（5）导尿管不慎脱落或导尿管密闭系统被破坏，需要更换导尿管。

（6）疑似导尿管阻塞应更换导管，不得冲洗。

（7）保持会阴部及尿道口清洁，日常用肥皂和水保持清洁即可，但大便失禁的患者清洁以后还需消毒。

（8）患者洗澡或擦身时要注意对导管的保护，不要把导管浸入水中。

（9）不主张使用含消毒剂或抗菌药物的生理盐水进行膀胱冲洗或灌注来预防泌尿道感染。

（10）不对导尿术的患者应用抗菌药物预防泌尿道感染。

（11）悬垂集尿袋不可高于膀胱水平，并及时清空袋中尿液。

（12）长期留置导尿管患者，定期更换导尿管（每2~4周1次）和集尿袋（每周1~2次）。

（13）严密观察保留导尿患者是否有泌尿系感染的症状和体征，及时留取标本，尽早采取控制措施，并做好相关记录。

3. 其他预防措施

（1）临床发现导尿管相关性尿路感染病例，立即通过医院感染报告系统报告，感染管理科根据情况适时进行流行病学调查及采取控制措施。

（2）在高危科室进行导尿管相关尿路感染（UTI）的目标性监测。

（3）适时对医务人员相关知识进行宣教。

六、预防呼吸机相关性肺炎制度及控制措施

（一）预防呼吸机相关性肺炎制度

1. 严格执行人工机械通气的适应证，只有在必须时才能使用，早用早脱机，尽量采用无创通气的措施。

2. 有人工机械通气操作指南、护理规范及相关感染的控制方法，对相关人员进行培训与授权，使其熟知和严格遵循。

3. 对建立人工气道患者，有严格的无菌操作规程。

4. 重复使用的呼吸回路管道，达到灭菌或高水平消毒要求，每周更换一次，回路管道如有明显分泌物污染则及时更换。

5. 连接呼吸机的管道上冷凝水应及时引流、倾去，并有制度保证。

6. 定期进行重点部位病原体检查，在符合"呼吸机相关肺炎"诊断标准时，应在4小时内获得抗菌药物治疗，72小时无效重复病原学检查。

7. 有完整的操作与观察处置记录。

8. 有呼吸机相关肺炎（发病率、病原菌及其耐药性）的监测、分析与反馈。

（二）呼吸机相关性肺炎的预防控制措施

呼吸机相关性肺炎（VAP）是指患者经气管切开或气管插管使用呼吸机支持或控制呼吸≥24小时后发生的感染性肺炎，包括撤停呼吸机和拔除人工气道导管后48小时内发生的肺炎，是医院获得性肺炎（HAP）的一个类型。

1. 如无禁忌证，应将床头抬高30°～45°，使患者处于半卧

位,以减少胃内容物的反流和误吸。

2. 对存在医院获得性肺炎高危因素的患者（如免疫力低下、长期卧床等），应保持口腔清洁卫生,给予口腔护理,建议洗必泰漱口或口腔冲洗,每2~8小时一次,减少口腔细菌定植。

3. 鼓励手术后患者（尤其胸部和上腹部手术）早期下床活动。

4. 指导患者正确咳嗽,必要时予以翻身、拍背或吸痰,以利于痰液排出和保持呼吸道通畅。

5. 严格掌握气管插管或切开适应证,使用呼吸机辅助呼吸的患者应优先考虑无创通气;如需气管插管,应选择经口插管;若必须经鼻插管,插管时间应小于1周。

6. 吸痰时应严格执行无菌操作,吸痰前后医务人员应做手卫生。

7. 呼吸机螺纹管和湿化器每周更换1~2次,有明显分泌物污染时则应及时更换;湿化器添加水应使用无菌用水,每天更换;螺纹管冷凝水应及时倾倒,不可使冷凝水流向患者气道。

8. 每天评估是否可以撤机和拔管,减少插管天数。

9. 正确进行呼吸机及相关配件的消毒：每天使用清水擦拭呼吸机外壳、按钮、面板1次,遇污染时随时清洁消毒。耐高温的物品送供应室进行清洗消毒灭菌,干燥封闭保存。不耐高温的物品如某些材质的呼吸机螺纹管、雾化器等,选择高水平消毒方法,使用有效氯500~2000mg/L的消毒剂浸泡消毒30分钟,流动水冲洗、晾干,密闭保存备用。不必对呼吸机的内部进行常规消毒。

10. 不宜常规采用选择性消化道脱污染来预防呼吸机相关性肺炎。

11. 对全体医务人员定期进行有关预防措施的教育培训。

七、多重耐药菌医院感染的预防控制措施

1. *加强监测* 各科室要加强对耐甲氧西林金黄色葡萄球菌（MRSA）、耐万古霉素肠球菌（VRE）、产超广谱β-内酰胺酶（ESBLs）的细菌和多重耐药的鲍曼不动杆菌的监测，及时发现、早期诊断多重耐药菌感染患者并实施隔离。

2. *加强医务人员的手卫生* 医务人员对患者实施诊疗护理活动过程中，应当严格遵循手卫生规范。医务人员在直接接触患者前后、对患者实施诊疗护理操作前后、接触患者体液或者分泌物后、摘掉手套后、接触患者使用过的物品后以及从患者的污染部位转到清洁部位实施操作时，都应当实施手卫生。手上有明显污染时，应当洗手后消毒；无明显污染时，可以使用速干手消毒剂进行手部消毒。

3. *严格实施隔离措施*

（1）对多重耐药菌感染患者和定植患者实施隔离措施，首选单间隔离，也可以将同类多重耐药菌感染患者或者定植患者安置在同一房间。不能将多重耐药菌感染患者或者定植患者与气管插管、深静脉留置导管、有开放伤口或者免疫功能抑制患者安置在同一房间。

（2）医务人员实施诊疗护理操作中，有可能接触多重耐药菌感染患者或者定植患者的伤口、溃烂面、黏膜、血液和体液、引流液、分泌物、痰液、粪便时，应当使用手套，必要时使用隔离衣。完成对多重耐药菌感染患者或者定植患者的诊疗护理操作后，必须及时脱去手套和隔离衣。

（3）医护人员在病区内进行集体查房和治疗时应将感染患者留在最后进行，不得将患者带入换药室进行换药和诊疗。

（4）重复使用的诊疗用品按照去污染—消毒—清洗—消毒或灭菌的程序进行，禁止将带有患者体液污染的医疗用品直接带

入治疗室或换药室，应就地消毒。换药后的敷料严禁带入换药室，应立即密封后送交医疗废物暂存点，不得在病区内逗留，以防污染周围环境。

4. 切实遵守无菌技术操作规程　医务人员应当严格遵守无菌技术操作规程，特别是实施中心静脉置管、气管切开、气管插管、留置尿管、放置引流管等操作时，应当避免污染，减少感染的危险因素。

5. 加强医院环境卫生管理　加强诊疗环境的卫生管理，对收治多重耐药菌感染患者和定植患者的病房，应当使用专用的物品进行清洁和消毒，对患者经常接触的物体表面、设备设施表面，应当每天进行清洁和擦拭消毒。出现或者疑似有多重耐药菌感染暴发时，应当增加清洁和消毒频次。

6. 加强抗菌药物的合理应用　认真落实《抗菌药物临床应用指导原则》和《卫生部办公厅关于进一步加强抗菌药物临床应用管理的通知》（卫办医发〔2008〕48号）要求，严格执行抗菌药物临床应用的基本原则，正确、合理地实施抗菌药物给药方案，加强抗菌药物临床合理应用的管理，减少或者延缓多重耐药菌的产生。

7. 加强对医务人员的教育和培训　科室应对全体医务人员开展有关多重耐药菌感染及预防、控制措施等方面知识的培训，强化医务人员对多重耐药菌医院感染控制工作的重视，掌握并实施预防和控制多重耐药菌传播的策略和措施，保障患者的医疗安全。

第六节　急诊手术室感染控制管理制度

手术室是医院感染的科室，是对患者进行手术治疗的场所，严重的术后感染可危及患者生命。因此，加强手术室的医院感染管理是保障患者生命健康、提高医疗安全的一项重要内容。

一、急诊手术室感染管理制度

(一) 消毒隔离制度

1. 手术室成立消毒隔离质量监控小组，明确小组各级人员的职责，监测本科室工作过程中可能存在的与感染发生有关的各个环节。

2. 手术室建筑布局合理，符合功能流程和洁污分开的要求，严格划分三区，各区域标识明确。手术室应保持环境安静、清洁，每天手术开始前及结束后对环境、物体表面湿式清扫，每周固定日对室内所有的物品、墙面、门窗等进行彻底的清扫。

3. 专人负责手术室感染监测、评价、资料整理与储存和相关信息上报工作。

4. 做好外来人员及物品的管理，严格限制手术人员的数量，尽量避免非手术人员的进入，进入手术室按要求更换衣裤、鞋帽、口罩。参观手术者应与手术者保持距离≥30cm，不可来回走动或随意出入手术间。

5. 严格执行无菌技术操作规程及手术进行中的无菌原则。

6. 各种无菌物品定点、定位放置。定期检查无菌包的灭菌日期及灭菌效果，双层包布的灭菌包在25℃条件下保存7～14天。

7. 使用中干法保存的持物钳有效期为4小时；打开包装的干棉球、棉签、纱布以及开包的无菌敷料等，有效日期为24小时。

8. 一次性耗材使用前，严格检查合格证、有效期、包装等，建立入库记录，更换批号或生产厂家时必须进行细菌培养，合格后方能使用。

9. 手术体位垫规范管理，保证患者一用一洗一消毒，存放在指定的清洁、干燥、通风的地点,避免手术患者交叉感染。

10. 手术间回风口过滤网每周清洁一次,保洁人员将过滤网清洁晾干后备用。

11. 每月要对手术室空气、物体表面、医务人员的手、灭菌物品、消毒剂等进行生物监测,结果要符合要求,并记录存档。

12. 术后器械应按规定流程、路线送往消毒供应中心处置。术后敷料放于指定的垃圾桶分类放置,医疗废物按要求存放,针头、缝针、刀片等锐利物品放在锐器盒内统一焚烧。医疗废物的运送、焚烧要有严格的交接手续。

13. 特殊感染手术,应严格按特殊感染手术消毒常规进行处理。

(二) 手术间清洁消毒制度

1. 每日早晨7:30启动手术间层流净化系统,净化1小时后方可进行手术。

2. 每日早晨对手术间物体表面进行清洁处理。

3. 每台手术结束后,对手术间进行清洁处理,对手术间地面、手术床及配件、输液架、无影灯等进行擦拭,清洗消毒污物桶等,特殊感染手术按有关规定进行处理。每日手术结束全面清洁整理手术间。

4. 每日早、中、晚清洁走廊3次。

5. 每周更换回风口过滤网2次。周六进行彻底刷洗,放清洁处晾干。

6. 周五全面清洁手术间地面、走廊地面以及吊臂、无影灯、手术间墙面等。彻底清洁回风口、送风口。

7. 每月对手术室空气、物体表面进行生物监测。

(三) 感染手术管理制度

感染手术包括一般感染手术和特殊感染手术。一般感染手术包括梅毒、艾滋病、淋病、各型病毒性肝炎等;特殊感染手术包括破伤风、气性坏疽、朊毒体、突发原因不明的传染病病原体等引起的感染手术。

1. 一般感染手术

（1）手术医生应在手术通知单上注明感染诊断。

（2）同一手术间，一般感染手术应安排在清洁手术之后，避免交叉感染。

（3）准备好术中所需要的手术用物和特殊器械。

（4）手术间门口应放置"感染手术"的标识，严格限制手术间人数。手术过程中，手术人员不能随意出入手术间，手术过程中需要临时借用其他手术间的物品器械时，应由室外专人向室内人员传送，进入室内的器械物品必须经相应处理后方可拿出。

（5）术后手术间平面消毒：物品表面使用浓度为500～1000mg/L含氯消毒剂擦拭，地面使用2000mg/L含氯制剂溶液擦拭。

（6）术后器械处理：根据标准预防的原则，采用回收—分类—清洗—消毒—干燥—包装—灭菌。

（7）术后一次性敷料、手术用物装入黄色垃圾袋双层扎紧并注明标识，锐器弃于锐器桶后密闭。

2. 特殊感染手术

（1）须在手术通知单上注明感染诊断、隔离种类并逐级上报护士长、感染管理科、医务处等。

（2）手术安排在感染手术间进行（门诊手术室）。室内设备简单、实用，不用的仪器设备全部撤离手术间，手术间外悬挂"隔离"标识禁止参观。

（3）手术人员做好个人防护，必须戴好口罩、帽子、护目镜，戴双层手套，穿隔离衣和双层鞋套。器械护士熟练掌握锐利器械的传递方法。

（4）设置内、外巡回护士，使用一次性敷料，其他用物也尽可能地使用一次性的。术中需要室外物品时，由外巡回护士传递给内巡回，室内人员不得随意出手术间。所有参加手术的人员必须脱下隔离衣、鞋、帽，用消毒液清洁洗手后方可离开手术间。

（5）运送患者的平车应铺一次性床单，在运送患者途中避免停留。使用后的床单及时焚烧，推车用消毒液擦拭。

（6）手术结束后手术间空气消毒：用过氧乙酸加热熏蒸，密闭24小时；手术间开放后彻底清洁净化，经空气培养合格后方可使用。

（7）所有的一次性耗材和废弃物品均装入双层黄色垃圾袋内（标注特殊感染），包装严密后按医疗废弃物处理程序送垃圾站焚烧处理。

（8）手术间物体表面的消毒：手术间仪器、操作台、手术床、器械车、输液架、体位垫、地面及1米以下墙壁、灯、室内物品表面用含氯消毒剂1000~2000mg/L擦拭，有明显污染物用含氯消毒剂5000~10 000mg/L擦拭。

（9）引流液、冲洗液等污染液体用含氯消毒剂2000mg/L作用30~60分钟后倒入下水道；切除的病理组织立即用标本固定液固定后送检，以防污染环境。

（10）术后器械的处理：术后器械应先用含氯制剂1000~2000mg/L浸泡30~45分钟，有明显污染的用含氯消毒剂5000~10 000mg/L浸泡1小时（若怀疑为朊病毒所污染的器械，应先浸泡于1mol/L氢氧化钠溶液内作用60分钟）后再进行清洗、灭菌。

（四）手术室感染控制制度

手术室是对患者进行手术和抢救的重要场所，是医院感染的高危科室之一，其环境要求、消毒、灭菌、隔离等工作质量直接影响手术患者的预后及医院的医疗效果。因此应建立一套健全、合理有效的科学管理系统和措施,以确保手术患者的安全,防止手术感染发生。

1. 感染管理的目的

(1) 减少医院感染,杜绝传染病的传播。

(2) 降低患病率、死亡率,促进伤口愈合。

(3) 提高医疗质量,保证医疗安全。

2. 感染管理小组成员及职责

(1) 感染管理小组成员

组长:科室负责人(科主任)

副组长:科室护士长

成员:监控医生1名(主治医师及以上职称人员担任)

监控护士1名(主管护师及以上职称人员担任)

(2) 感染管理小组职责

①负责制定科室消毒隔离和感染控制管理制度及工作规范和操作流程,并组织实施。

②定期检查感染控制的相关规章制度和措施的落实情况,进行工作流程的跟踪、环节和质量检查。

③制定医院科室感染相关知识的培训计划,定期对工作人员进行理论与技能培训和考核。

④制定相关职业防护的具体措施;加强环境清洁的质量控制,按规范对手术医疗废物进行严格的管理。

⑤定期进行手术室感染监测,发现问题及时分析处理,落实整改措施,达到持续改进。

3. 手术部位的感染　引起手术部位感染的危险因素见图4-6-1。

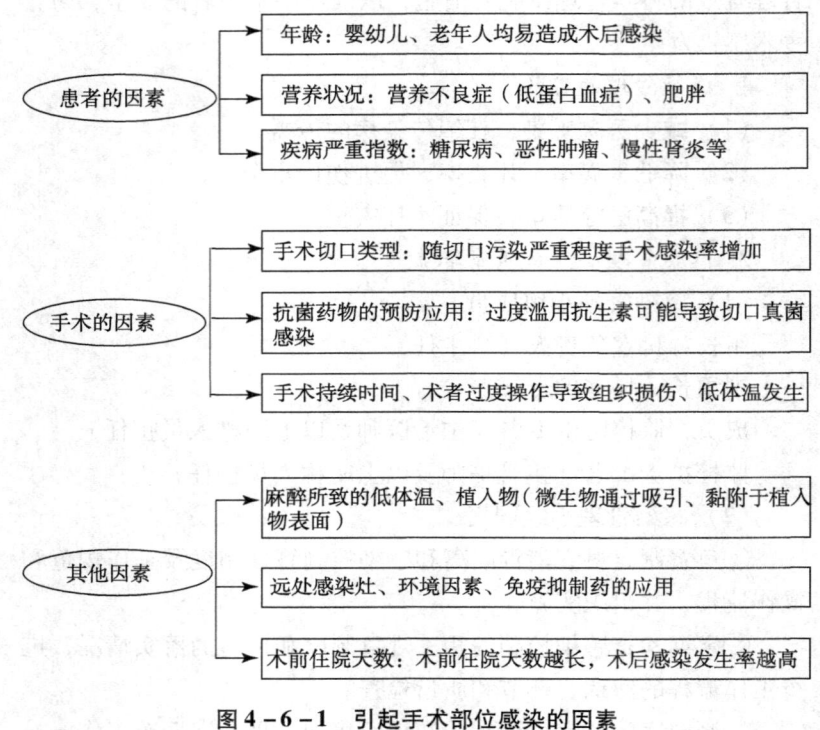

图4-6-1 引起手术部位感染的因素

二、急诊手术室采样检测方法及管理

1. 急诊手术室感染检测表 见表4-6-1。

表4-6-1 急诊手术室感染检测表

检测项目	检测内容	采样时间	采样面积及采样方法	结果判定
手术室物体表面检测	手术车、器械车、米氏台	消毒处理后或怀疑医院感染暴发有关时	棉拭子采样法:在消毒灭菌处理后4小时内进行。将内径为5cm×5cm的灭菌规格板放在被检物体表面,用浸有无菌生理盐水采样棉拭子1支,在规格板的板面积,剪去手接触的部分,将棉拭子放入装有10ml采样液的试管中送检	菌落总数≤5cfu/cm²
空气的检测	静态(或空态)监测洁净手术室的运转程度	室内设施及功能齐备,空调净化系统正常运行,但无人员的状态	沉降法:培养皿暴露时间为30分钟。检测时将采样器置于室内中央0.8~1.5m高度,房间大于10m²增设一个采样点级别 手术区 布点法 / 100级 5 / 1000级 3 / 10000级 3 周边区 布点法 / 双对角线8 / 单对角线6 / 单对角线4 布点法 / 每边内2个 / 长边2短边1 / 每边1	等级 / 手术区 / 周边区 I / 0.2个(5个/m³) / 0.4个(10个/m³) II / 0.75个(25个/m³) / 1.5个(50个/m³) III / 2个(75个/m³) / 4个(150个/m³) IV / 5个(175个/m³)

续表

检测项目	检测内容	采样时间	采样面积及采样方法	结果判定
灭菌物品的检测	纱布、导管类、一般器械、引流条	在消毒或灭菌处理后,存放有效期内采样	一般器械在无菌条件下,用浸肉汤的抗子涂擦器械的前端,将棉抗子放入肉汤试管内送检。导管:无菌操作剪取1～3cm放入肉汤试管中	无细菌生长
灭菌内镜及附件	内镜的内腔面	消毒灭菌后,使用前进行采样	用无菌注射器抽取10ml含相应中和剂的缓冲液,从待检内镜活检口注入,用15ml无菌试管从活检孔出口收集,及时送检	无细菌生长
消毒液检测	碘伏、含氯制剂		用无菌吸管按无菌方法吸取1.0ml被检消毒液,加入9ml中和剂混匀	灭菌用的消毒液:无细菌生长;皮肤黏膜消毒液:菌落≤10cfu/ml;消毒用的消毒液≤100cfu/ml
手消毒检测	手	接触患者、进行诊疗活动前采样	被检者五指合拢,用浸有无菌洗脱液的抗子在双手指曲面从指根到指端在返涂擦各2次,一只手涂擦面积约30cm²,将棉抗子投入到10ml含相应中和剂的无菌洗脱液试管内	手卫生消毒,检测的细菌菌落总数应≤10cfu/cm²;外科手消毒细菌菌落总数≤5cfu/cm²

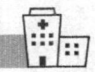

188

2. 急诊手术室医院感染质量考核表 见表4-6-2。

表4-6-2 急诊手术室医院感染质量考核表

项目	检查内容	得分	扣分原因
布局及设施（10分）	1. 三区布局合理，分区明确，标志清晰，符合功能流程和洁污分开的原则（4分）		
	2. 每年由有资质的工程质检部门进行综合性能的评定，并存档（2分）		
	3. 使用中应通过净化自控系统进行机组监控并记录，发现问题及时解决（2分）		
	4. 手术室连台手术空气消毒的方法对人体无害，并达到空气质量标准（2分）		
职业防护管理（5分）	1. 有合格的防护用品，手术人员进行操作时应实施个人防护（1分）		
	2. 严格执行标准预防、安全注射、预防锐器刺伤措施（2分）		
	3. 建立职业暴露的报告流程及处理制度（2分）		
质量管理科（30分）	1. 手术人员及工勤人员应定期接受相关知识与操作技能培训，有记录（5分）		
	2. 有手术室医院感染管理制度、工作流程、操作规范（5分）		
	3. 限制入室人员，入室必须更衣换鞋，戴帽子、口罩（5分）		
	4. 合理安排手术，严格遵守消毒隔离制度和无菌技术操作（5分）		
	5. 保洁制度落实到位。不同区域清洁用具不混用，有明显标志（5分）		
	6. 每月有监测记录，监测结果符合要求，对不合格情况有处理措施及记录（5分）		

续表

项目	检查内容	得分	扣分原因
手术卫生管理（5分）	1. 洗手设施配备符合要求。安置感应式或不接触式水龙头（1分）		
	2. 外科手消毒剂应符合国家相关规定，并避免二次污染（1分）		
	3. 擦手毛巾一人一用一灭菌，或一次性使用（1分）		
	4. 上台手术人员应先洗手，再严格执行外科手消毒规范（1分）		
	5. 参与手术的人员及巡回护士、麻醉医生应严格执行手卫生规范（1分）		
手术部位感染预防与控制措施（25分）	1. 择期手术需备皮的患者术前半小时备皮，备皮使用剪刀和脱毛器（5分）		
	2. 在切皮前半小时或麻醉诱导期输注抗菌药物，手术时间超过3小时或出血量大于1500ml应追加抗生素（10分）		
	3. 充分控制患者的血糖水平，手术超过3小时应监测患者的血糖并记录（5分）		
	4. 手术室有保暖措施，维持患者的正常体温，有记录（5分）		
感染手术的管理（5分）	1. 手术通知单上注明隔离种类和感染诊断，有记录（1分）		
	2. 应有隔离标识；室内室外人员分工明确（1分）		
	3. 手术中采取严格有效的消毒隔离和防护措施，手术间严格终末消毒（3分）		

续表

项目	检查内容	得分	扣分原因
手术器械管理（15分）	1. 手术器械包标志清晰、项目全，有效期内使用。无菌包放置环境和条件符合要求（10分）		
	2. 术闭将使用过的器械进行分类处理集中交供应室清洗消毒（1分）		
	3. 腔镜等器械的清洗、消毒流程符合《5H消毒技术规范要求》，每月有检查记录（4分）		
医疗废弃管理（5分）	1. 医疗废物分类收集。外包装与医疗垃圾分类，锐器放入利器盒（2分）		
	2. 医疗废物标识醒目。具有传染性或污染力强的医疗废物用黄色垃圾袋双层包装（1分）		
	3. 垃圾桶周围清洁，没有超量盛装（1分）		
	4. 医疗废物转运有交接记录登记并存档（1分）		

三、急诊手术室手术部位感染预防措施

根据手术部位感染的危险因素采取综合的预防控制措施。

（一）手术前

1. 尽量缩短患者术前的住院天数。择期手术应当尽可能的待手术部位以外的感染治愈以后再进行手术。

2. 有效控制患者的血糖水平。

3. 正确准备手术部位的皮肤，避免不必要的备皮，确需备皮，应在术前即刻或手术当日进行，使用不损伤皮肤的方法如剪毛或脱毛。

4. 消毒前要彻底清除手术切口和周围皮肤的污染，采用卫生行政部门批准的合适的消毒液以适当的消毒方式消毒手术部位

皮肤，皮肤消毒范围应当符合手术要求。

5. 围术期合理使用抗菌药物，术前应在切皮前30~60分钟内或麻醉诱导前给药；若手术时间超过3小时，或超过所用抗菌药物的半衰期，术中应每3小时追加一次。若失血量>1500ml，术中应追加一次抗生素。需要做肠道准备的，术前一日分次足量口服肠道不吸收的抗菌药即可。

6. 重视术前患者的抵抗力，纠正贫血、低蛋白血症。

7. 手术人员严格执行手卫生规范。

8. 有明显的皮肤感染、破损或者患感冒、流感等呼吸道疾病以及携带或感染多重耐药菌的医务人员，在未治愈的情况下不应参加手术。

（二）手术中

1. 保证手术中前后门处于关闭状态，尽量保持手术室正压通气，环境表面清洁，最大限度减少手术人员数量和流动。

2. 保证手术器械、器具及物品达到灭菌状态。

3. 手术室人员要严格遵循无菌技术原则和手卫生规范。

4. 若手术时间超过3小时，或手术时间长于所用抗菌药物的半衰期，或手术失血量大于1500ml，手术中应当对患者追加合理剂量的抗菌药物。

5. 手术人员尽量轻柔地接触组织，保持有效的止血，最大限度地减少组织损伤，彻底去除手术部位的坏死组织，避免死腔的形成。

6. 术中保持患者体温正常，防止低体温的发生。

7. 冲洗手术部位时，应当使用温度37℃的无菌生理盐水。

8. 对于需要引流的手术切口，尽量选择远离手术切口、位置合适的部位进行置管引流，确保引流充分。

（三）手术后

1. 人员接触患者的手术部位或者更换手术敷料前后应进行

手卫生。

2. 患者更换切口敷料，要严格遵守无菌技术操作原则和换药流程。

3. 保持引流通畅，根据病情尽早为患者拔出引流管。

4. 医生和护士要定时观察手术切口的情况，出现分泌物时应进行微生物培养，结合微生物报告及患者手术情况，对外科手术部位感染及时诊断、治疗和监测。

四、急诊手术室应对特殊感染及传染病患者手术的应急流程

见图4-6-2。

五、急诊手术室职业暴露处理措施及上报流程

见图4-6-3。

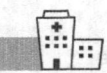

```
┌─────────────────┐    ┌─ 1. 手术科室应于手术前一天或术前提前通知手术室做准备
│ 术前一天或术    │────┤
│ 前通知手术室    │    └─ 2. 在手术通知单电脑开单的备注栏内注明传染病的名称
└────────┬────────┘
         │
         ▼
┌─────────────────┐    ┌─ 1. 评估：（1）为何种特殊感染
│                 │    │         （2）感染部位、程度
│     准备        │────┤         （3）手术方式、预计手术历时
│                 │    │         （4）术中所需手术用物和器械
└────────┬────────┘    │         （5）所需护士人数
         │             │
         │             └─ 2. 用物准备：手术用物、手术器械、感染手术警示牌、含消
         │                毒液湿垫毯
         ▼
┌─────────────────┐    ┌─ 1. 安排在负压手术间或专用手术间实施手术
│                 │    │
│                 │    ├─ 2. 病人入室前将室内暂时可能不用的物品全部移至室外
│                 │    │
│                 │    ├─ 3. 病人入室前巡回和器械护士将所有手术所需用物全部拿入
│ 手术室采取标    │────┤    进行手术的手术间
│ 准预防措施      │    │
│                 │    ├─ 4. 巡回护士在手术间门外悬挂"感染手术、谢绝参观"的警示牌
│                 │    │
│                 │    ├─ 5. 巡回护士在手术间门外放置0.3%含氯消毒剂的湿垫毯
│                 │    │
│                 │    ├─ 6. 设室内、室外2名巡回护士。取用术中用物由外巡回护士提供
│                 │    │
│                 │    └─ 7. 接触病人血液和体液时需戴双层手套
└────────┬────────┘
         │
         ▼
┌─────────────────┐    ┌─ 1. 术后在手术间及其配套的污物处理间内做终末处理
│                 │    │
│                 │    ├─ 2. 术后器械由器械护士在污物处理间专用浸泡池内（2%含氯
│                 │    │    消毒剂）浸泡30分钟，然后送器械洗涤房常规处理
│                 │    │
│                 │    ├─ 3. 锐利器械直接投入锐器盒中
│                 │    │
│                 │    ├─ 4. 器械车、手术推车：保洁员用0.3%的含氯消毒剂擦洗
│                 │    │
│     整理        │────┤ 5. 污染过的被服及手术布类：均放入固定的有标记的袋中封
│                 │    │    口。在其外套黄色医疗垃圾带、外贴标签，注名感染种类
│                 │    │    和日期后送洗衣房处理
│                 │    │
│                 │    ├─ 6. 吸引袋：由器械护士放入含氯消毒剂，放置60分钟后由保
│                 │    │    洁员倒入下水道
│                 │    │
│                 │    ├─ 7. 手术间地面和墙壁：有血迹或分泌物污染处保洁员用2%含
│                 │    │    氯消毒液泼洒泡30分钟再擦拭；其余地面和墙壁（1.5m以
│                 │    │    下）用0.3%含氯消毒液拖或抹净
│                 │    │
│                 │    ├─ 8. 手术间物品：有血或分泌物污染处保洁员用2%含氯消毒液
│                 │    │    抹布擦拭；其余用含氯消毒剂抹布擦拭，再用清水擦拭
│                 │    │
│                 │    └─ 9. 手术间净化3小时
└─────────────────┘
```

图 4-6-2　急诊手术室应对特殊感染及传染病患者手术的应急流程

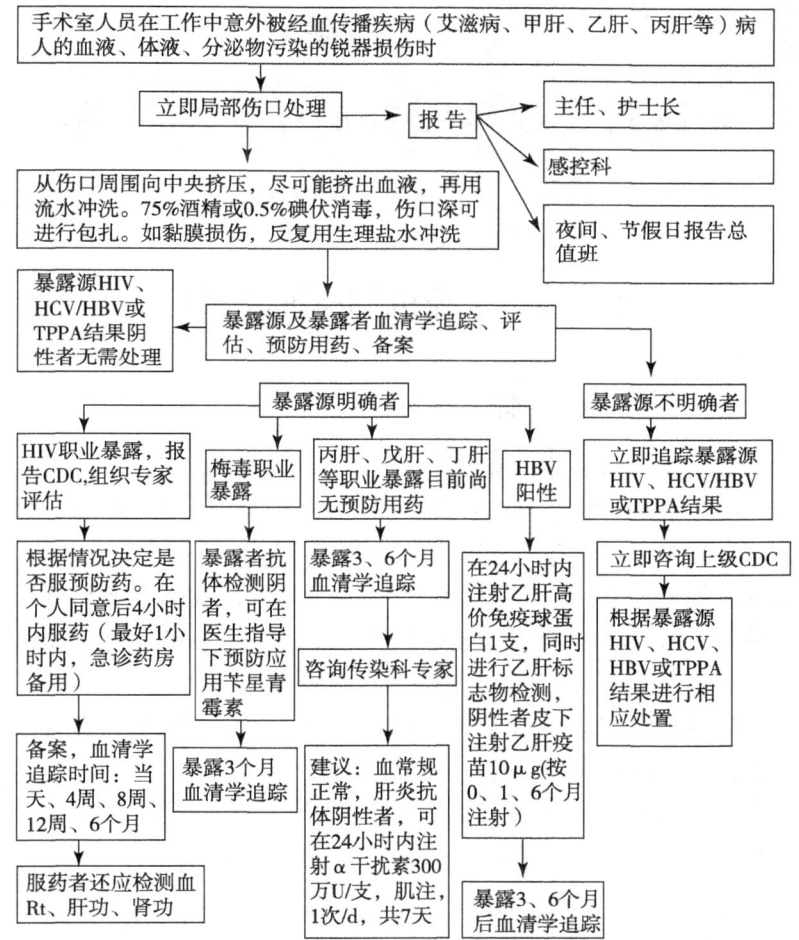

图4-6-3 急诊手术室职业暴露处理措施及上报流程

第五章 急诊常见仪器设备的维护与保养

第一节 呼吸机的维护与保养

一、呼吸机维护保养的意义

1. **避免交叉感染** 随着医疗水平的进展和医疗设备的更新,接受呼吸机治疗的患者越来越多。由于下列原因:①病情重,机体抵抗力差,多伴有呼吸道感染;②已行气管切开或气管插管,易继发气道感染;③滥用抗生素,使菌群失调,易发生难治性气道感染,所以呼吸机的消毒对于防止院内交叉感染具有重要意义。

2. **延长呼吸机使用寿命** 先进的呼吸机价格昂贵,妥善的维护保养可以延长其使用寿命。

3. **为成功抢救提供基础** 每次使用后,将呼吸机消毒保养完好,以备随时可用,能节约时间,利于患者抢救。

二、呼吸机的清洁

需要清洁的呼吸机部件:按呼吸机说明书的要求,有些部件仅需清洁,这些部件主要包括以下几种。

1. 呼吸机的主机外壳和压缩泵的外壳,用清洁的软湿擦布轻擦净即可,每日1次或隔日1次。若有痰渍、血渍先用浸泡过0.04%533消毒液(即10%533以4∶1000配)的软布迅速擦拭干净再用酒精纱布擦拭干净。

2. 空气过滤网，包括空气压缩泵和有些呼吸机主机中可清洗的空气滤网。具体清洁方法为：将过滤网从机器中取出，用清水洗净表面尘埃后，再用力甩干或烘干；或者用吸尘器吸尽灰尘，然后放回原位。一般每 2~3 天清洁 1 次，无需常规消毒。

3. 呼吸机内部器件不可拆卸，不能使用常规方法清洁，需由工程师定期保养。

4. 湿化器的电器加温部分用清洁的软湿布轻轻擦净，不能用消毒液浸泡，以免影响加热功能和降低其感温的准确性。

三、呼吸机的消毒

拆卸—消毒—组装—调试—存放—使用。

（一）拆卸

呼吸机属精密仪器，要在了解不同型号呼吸机内部结构的前提下，小心拆卸，切忌盲目、粗暴。将使用过的呼吸机管路、气路进行拆卸。

目前，常见的呼吸机气路结构大致可分为 3 种类型。

第一种，全部气路可拆卸式：是主机内部气路、患者吸气及呼吸管路，均可以在拆卸后进行清洁和消毒的呼吸机。例如 Siemens 的 Servo900C 型呼吸机。这类呼吸机的结构优点是可被彻底消毒，不留死角。

第二种，部分气路可拆卸式：呼吸机主机内部气路系统不能拆下，只有患者吸气和呼气回路的管路可被拆下进行清洗和消毒，在不能消毒的部位可能残留污物及细菌。为防止感染，设计人员在呼吸机气路出口安装有细菌过滤器，例如美国 PB 840 呼吸机。

第三种，类似于第二种，所不同的是只有患者吸气管路，没有呼气管路。呼气管路被呼气阀替代，例如伟康无创呼吸机、

SC-5 呼吸机。

方法：将呼吸机各管路、接头、湿化器、每个关节彻底拆开，选择适当的消毒方法进行消毒。

(二) 消毒

呼吸机的消毒主要指对呼吸机的气道管路系统进行消毒。能使用一次性管道当然最好。

呼吸机的消毒种类可分为患者使用时的日常消毒和撤机后的终末消毒两种。研究表明，常规消毒不应过于频繁，一般同一患者使用每48小时消毒一次。呼吸机的内部机械部分不应常规消毒。不同患者使用同一台呼吸机时，呼吸机的内、外部分应更彻底消毒或灭菌。

日常消毒指长期使用呼吸机时，需每日1~2次将患者相连接的呼出回路管道拆下消毒，同时更换上新的或消毒后的管路继续工作，也可用两台呼吸机交替消毒使用。

呼吸机终末消毒指患者停用呼吸机后的消毒处理。这时需要将呼吸机的所有管路系统逐一拆下，彻底消毒后再按原结构重新安装、调试好，供下次应用。

平常工作中还有定期消毒，即对消毒后备用呼吸机，如果备用的时间超过6天，必须重新对外部和管道进行常规消毒。

消毒前的管路清洁：要仔细检查管道内有无痰痂、血渍、油污及其他脏物残留，若不冲洗干净则难以达到彻底消毒的目的。

1. 呼吸机管路及零部件 常用消毒方法有药物浸泡和气体熏蒸法。

（1）药物浸泡消毒法：药物浸泡消毒法是呼吸机管路消毒中最常用的方法，其特点是方法简单，不需特别设备。消毒时只需要一个大的容器，配制好药液，即可进行。

1）药物浸泡消毒方法应注意：

①被消毒器材必须无痰痂、血渍、油污等。

②被消毒物品必须全部浸入溶液中,中空物品腔内也不应留有气泡。

③有套管和轴节的物品必须脱开,以免消毒后粘着。

④消毒完毕,必须用灭菌蒸馏水将消毒液冲洗干净,测压管还需用氧气吹干。

2)常用的消毒液有 3 类:

①2%戊二醛溶液:溶液 pH 7.5~8.5,室温下浸泡,10 分钟杀死病毒,3~10 小时可杀灭细菌孢子,除结核菌外,其他细菌几乎立即被杀灭。消毒液配制后可使用 2 周。适用于金属类、橡胶类和塑料类的消毒,刺激性强,应戴橡胶手套,对浸泡器械彻底冲洗。

②2%戊二醛酸性溶液:溶液 pH 2.7~3.7,室温下浸泡,10 分钟杀灭病毒和真菌,20 分钟杀灭结核杆菌,其他大部分均可被杀灭,对孢子无效。灭菌效果随温度升高而加强,无刺激性。

③2%戊二醛中性溶液:溶液 pH 7.0~7.5,10 分钟杀死细菌、真菌、病毒和结核杆菌,孢子需 10 小时,有刺激性。配制一次可使用 20 天。

(2)气体熏蒸消毒法:环氧乙烷气体消毒可杀死霉菌、孢子及较大的病毒,但对肝炎病毒的作用尚不清楚。环氧乙烷可穿透橡胶、塑料、玻璃纸等,无腐蚀性和破坏性,是比较理想的消毒方法。该方法消毒需注意以下几点:①环氧乙烷沸点低,遇火易燃易爆,应注意避免与明火接触。②皮肤接触液体环氧乙烷会发生水疱,气体环氧乙烷被吸入体内可刺激支气管,引起头痛、呕吐等症状。所以,消毒时必须有特殊装备。其消毒过程较长,价格昂贵。③环氧乙烷消毒后,有效期为 1 年,但消毒后不能立即使用,需经 1 周时间待环氧乙烷挥发尽后,才能使用。

(3)高压蒸汽消毒方法:呼吸机需消毒部件的金属部分和

耐高温的部件，可根据具体情况，送供应室进行高压蒸汽消毒。但目前并不主张使用，因反复高压的管道易老化，金属容易生锈。

2. 细菌过滤器　每一个患者用过后都要更换，采用高压灭菌法。

3. 流量传感器　传感器如流量、压力等各种传感器为呼吸机的特殊电子零件，不能用水冲洗也不能用消毒液浸泡，以免损坏其性能，因而只能用75%酒精棉球十分小心地轻轻擦干净或用75%酒精浸泡1小时，注意流量传感器是一种极其精密的零件，清洗时必须十分小心，还要注意浸泡流量传感器的酒精液面不能超过电极，取出并自然晾干，切忌用力甩干或烘干。最好交给工程师保养。

4. 湿化器　温度探头和加热导线，清水冲净后用蘸有75%酒精的纱布擦拭后，用无菌纱布包好以备安装。湿化罐消毒方法同管道的药物浸泡法。

注意：呼吸机使用过程中，装有过滤纸者应更换内衬过滤纸，及时更换液体（使用中的呼吸机湿化器内的液体应每天更换，减少细菌繁殖）。湿化器内应注入无菌蒸馏水，以免液体中的结晶物沉淀而损害蒸发器，影响湿化效果。为避免病原微生物的生长、繁殖及呼吸机被腐蚀损坏，每次使用后应倒掉湿化器内的液体，浸泡消毒晾干备用。

5. 呼气阀　活瓣清洁后用蘸有75%酒精的纱布擦拭干净。

6. 特殊感染物品的处理　特殊感染患者用过的物品可采用一次性处理，用一次即丢弃。也可使用2%戊二醛中性溶液浸泡10分钟杀死细菌、真菌、病毒和结核杆菌，孢子需10小时，需使用蒸馏水冲洗晾干，送供应室进行环氧乙烷气体熏蒸消毒。

（三）组装

将消毒好的呼吸机管路放在无菌包布内，安装者戴好无菌手套。

（1）湿化罐，将湿化纸按照箭头所指的方向进行安装。

（2）管道安装时用导丝穿引将加热导线安装好，注意导丝用过后要用酒精擦拭妥善放好，用之前也要用酒精擦拭。

（3）管道组装好后放在储存袋中，注明消毒日期。

经过以上消毒、装机、检测、校正后的呼吸机已处于完好的备用状态，需用布罩好，并且在显著位置挂上标明"备用状态"字样的标牌，放置在清洁、整齐、通风的房间内，随时准备应用于临床。

四、呼吸机的维护

维护保养工作是及时消除呼吸机隐患、避免损坏，确保呼吸机处于正常工作状态或完好的备用状态，提高抢救成功率同时延长呼吸机使用寿命，提高经济效益必不可少的重要环节。保养工作主要根据呼吸机的性能及附件使用寿命的要求，有定期清洗、消毒管道、更换消耗品、检测主机功能等。由于呼吸机种类繁多、结构复杂，各自的性能及保养要求不同，加之呼吸机的价格昂贵，故应该由接受过专门训练的人员负责进行管理。

1. 定期更换消耗品　定期检查更换氧电池、活瓣、皮垫、细菌过滤器及过滤网等，呼吸机每工作 1000 小时，应由工程师进行保养及检修，并将每一次更换消耗品名称及时间进行详细登记，建立档案，以备检查。

2. 呼吸机检测　综合检查呼吸机功能。

（1）漏气检测：检查呼吸机的气路系统，各管道、湿化罐、接水瓶接口有无漏气。由于呼吸机的型号及工作原理不同，检测的方法也不同。通常情况下可采用潮气量测定、压力表检测和耳听手摸等方法检测。

①潮气量测定：首先预调呼吸机潮气量，接模拟肺，分别测

定吸入管道和呼出管道内的潮气量,如果两者所检测出的潮气量相同,说明无漏气。如果潮气量下降,说明有漏气现象。如发现漏气,可用耳听手摸各处管路,漏气处常在通气时发出"嘶、嘶"的声音,如果是管路破损或连接不紧可测知气流存在。

②压力表检测:主要是检查呼吸机的工作压和气道压,如果工作压低于设定水平,说明供气压力不足或呼吸机主机内部管路漏气,如气道压力低于正常,说明外部管路漏气。

③耳听手摸:在通气时,若听见有"嘶、嘶"声,手摸有漏气存在,说明密封不严,应查明原因给予处理。

(2) 报警系统检测:一般呼吸机均配有压力、通气量、窒息等报警装置。可通过模拟呼吸机的工作状态,改变呼吸机的设置参数,增加气道阻力,调节各种报警上、下限,通过呼吸机上的声、光报警来检测报警系统的性能是否完好。

(3) 呼吸机监测系统的检测:如吸入氧浓度、潮气量或流量需校正零值。

(4) 呼吸机附加仪器功能的检测:包括二氧化碳分析仪、湿化器、雾化器等功能是否完好。

经过以上消毒、装机、检测、校正后的呼吸机已处于完好的备用状态,需用布罩好,并且在显著位置挂上标明"备用状态"字样的标牌,放置在清洁、整齐、通风的房间内,随时准备应用于临床。

呼吸机的消毒、保养及维护是一项重要而复杂的工作,因此应由具有一定的管理能力、专业知识和良好思想素质的人员来负责,这样才能提高呼吸机的使用率和完好率,充分发挥呼吸机的使用价值,提高社会效益和经济效益,更好地为临床一线服务。

第二节　除颤仪的维护与保养

心脏除颤器又称电复律机，主要由除颤充/放电电路、心电信号放大/显示电路、控制电路、心电图记录器、电源以及除颤电极板等组成，是目前临床上广泛使用的抢救设备之一。它用脉冲电流作用于心脏，实施电击治疗，消除心律失常，使心脏恢复窦性心律，具有疗效高、作用快、操作简便以及与药物相比较为安全等优点。

1. 电极板保养　电极板是除颤仪的组成部分，平时应置于电极板卡槽之中（仪器立放），每次使用结束之后都要及时对其进行清洁与擦拭。清洁与擦拭通过以下3个步骤来完成。

（1）检查仪器是否关闭，如未关闭则应关闭。

（2）用湿润的抹布擦净电极板。

（3）干燥后，旋紧电极板，置于卡槽中。在对电极板进行清洁与擦拭时，应注意不要损伤电极板，既不能用锐利的金属工具刮除附着的污垢，特别是不能对电极板的金属表面造成划损，也不可使用对电极板有腐蚀作用的酸、碱溶液。

2. 电池　除颤仪采用内置电池，其电池需要日常或定期的维护与保养。维护与保养有助于延长电池的使用寿命，将电源线插头插入交流电源插座，即为除颤仪电池充电，电量耗尽的电池，3~5小时即可充满。充电时应注意除颤仪对环境温度的要求（一般为0~40℃），尤其是温度过低将影响电池充电。可通过观察绿色LED电池充电指示灯闪烁，表示电池处于接受充电状态；持续亮起，表示电池已经充满，除颤仪随时可供使用，该灯不亮，则表示外部条件（环境温度和充电电压）超过除颤仪技术参数所规定的临界值，电池不能接受充电。

3. 电容　除颤仪的电路结构包括充电电路、放电电路及其控制电路。电容是电路的重要组成部分,在按下仪器的除颤充电键后,大量的电能在数秒内即可储存于电容。放电时向人体心脏释放强大的电脉冲,在使用频次较低的情况下,电容需要定期的维护,即每3个月对除颤仪进行电容维护一次。电容维护的方法是:由低到高选择24个能量值进行充电和放电试验。

4. 安全　当出现下列情况时,除颤仪不得使用。

(1) 电源线与电极板导线破损。

(2) 仪器外壳损坏。

(3) 红色LED警告指示灯亮起。除颤仪通过释放高能量的电脉冲来进行电除颤,其电压可高达数千伏,电流强度则达数十安培。因此,在对除颤仪的维护与保养中切不可忽视电容维护。电容维护不仅关系到仪器能否正常使用,也关系到使用者的人身安全。

第三节　洗胃机的维护与保养

一、维护

1. 洗胃结束后,应及时清洗连接管及其附件并做好消毒。

2. 机器面板的功能键不能同时按2个以上,否则会损坏计算机程序。

3. 清洗消毒好机器后放置在阴凉干燥处妥善保管,备用。

4. 使用前检查:

①两只过滤瓶放半瓶以上的清水旋紧瓶盖后,用手堵住胃管出口,按住手冲键,不漏水为准。

②将胃管连接管放入500ml的清水的杯子中,放置在离地面70~80cm处(或机箱上),按自控键,观察进出量是否平衡。

5. 设备每天运行1次,保持机器性能的良好。

6. 洗胃机使用后拆开过滤器，除去过滤器内的污物，并用含1000mg/L 有效氯溶液加入过滤器，安装过滤器，用 1000mg/L 有效氯溶液反复冲洗管路半小时，再用清水冲洗 10 分钟，消毒后备用。

7. 机身及导线用 75% 酒精擦拭。

8. 洗胃机置于防震、防火、防热、防潮空间。备用时用布盖好。

9. 机身发生故障时，需与专职维修人员联系，切勿擅自打开机箱。

二、保养方法

1. 机器每次使用后对内部进行清洗消毒。用正常洗胃的方法将药液管放入 25℃ 左右的高锰酸钾溶液中，开机循环 10 次以上，然后将药液管放入净水中，开机循环 5 次以上。

2. 洗胃机的外接导管、重复使用的洗胃管及配件用后立即清洗消毒。可将导管及配件完全浸泡在高锰酸钾溶液中 20 分钟以上，然后用清水冲洗待用。

3. 操作控制键不能同时按，要仔细阅读使用说明书。

4. 机器应放置在专用仪器车上或平稳安全的地方，防止摔坏，保持干燥清洁。

三、一般故障及处理方法

1. 电源打开无显示、无动作　查外接电源、电源保险丝、内部连线。看看电源插头是否到位，是否需更换保险丝，打开机盖查是否有导线脱落等情况。

2. 按启动开关后电机不工作　查启动电容是否损坏，如有损坏就更换；查电线是否脱落，如有脱落接好即可。

3. 机器内部漏水　查内接管和水罐，针对检查结果连接好

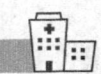

管路，更换或维修水罐。

4. 进胃状态，进水不畅或出胃状态，排污不畅　查电磁阀有无电信号和电磁阀是否损坏，做相应处理，即更换和维修电器控制部分或更换电磁阀。

5. 进量多出量少　可能为洗胃管使用不正确，按说明书规定检查机器出水量。此时应该选用恰当的胃管、转动胃管深浅并防止扭曲，必要时拔出胃管重新插管。

6. 进出胃压力预设后不能正常工作　可能为单片机程序丢失，更换单片机芯片即可。

第四节　血液灌流机的维护与保养

一、血液灌流机的清洁

1. 表面清洁　用湿润、柔软的棉布擦拭设备表面的血液及其他污染，不要随意使用稀释剂（酒精可用），以免损伤表面喷漆层。

2. 测压接头清洁

①使用前应保持设备测压接头的清洁，可用棉布蘸酒精擦洗灌流器前压、静脉压测压接头。

②若测压接头内进血，应及时对测压接头进行清洁和消毒。具体做法：首先用棉布或棉签蘸酒精擦洗测压接头可触及部位，然后用注射器通过软管与测压接头连接，确保软管内注满清洗液，用注射器来回推注测压接头内部，推注速度不宜太快，以防止推注压力太大损坏压力传感器（建议开机清洗）。应反复清洗，直至清洗干净。

3. 泵壳内壁及泵头清洁

①泵壳内壁清洗：用棉布蘸酒精擦洗泵壳内壁上的积垢。

②泵头清洁：首先将泵头从电机轴上拆卸下来，用棉布蘸酒精对两个滚轮进行重点擦洗。同时清除泵头其他部件污垢，然后将泵头重新安装。

二、血液灌流机的维护

1. 压力传感器参数确定　打开设备电源开关，在未连接测压管路的前提下观察灌流器前压和静脉压显示值，应为 0±1kPa，如果超出此范围，表示压力传感器精度出现偏差。然后用 20ml 注射器通过软管对设备的灌流器前压、静脉压检测口进行加压操作，观察压力显示值是否明显变化，如果无变化，表示压力传感器已经损坏。

2. 温度传感器参数确定　打开设备电源开关，待显示稳定后，观察温度显示值，应为室温±2℃，如果超出此范围，表示温度传感器精度出现偏差。然后按加热键启动血液保湿器，待温度显示值稳定后（5分钟左右），观察温度显示值应为 39±1℃，如果超出此范围，表示温度传感器已经损坏。

3. 血泵流量精度校验方法　将泵管装入血液泵，泵管进水、出水端均置于装好水电桶中，调节血泵流量为 180ml/min，按单泵键启动血泵，待输出端有水流出后，将管路出水端置于 1L 量杯内，3分钟后检查量杯内的水是否为 540ml±10%，如果流量不符合要求，在排除管径选择错误、泵头间隙调整不符合要求的前提下，请及时联系专业人员维修。

4. 肝素流量精度校验方法　用 20ml 一次性注射器注满 20ml 水，调节肝素流量为 10ml/h，按肝素键启动肝素泵，待注射器针头端有水流出后，将注射器针头置于 10ml 的量筒中，30分钟后检查量筒中水是否为 5ml±5%。若不符合要求，请及时联系专业人员维修。

第五节　心电图机的维护与保养

一、电池的充电、容量显示及更换

1. 电池充电　心电图机内具有电池充电及其保护电路。使用交流电源供电时只要把机身后面的主电源开关打至 ON 的位置就能对电池进行充电。每隔 3 个月最少应给电池充、放电一次，充电时应将机器处于备用状态。充电过程中控制面板上的充电指示灯会闪烁，充电完成后控制面板上的充电指示灯恒亮。

2. 电池的容量显示　使用电池供电时开机后液晶显示屏上有一个表示电池容量的符号，其含义如下。

（1）电池容量很充足。

（2）电池的容量已经不足：需要充电。

（3）电池的容量快消耗完：请立即充电。

3. 电池更换　电池必须由维修人员进行更换。

（1）请按照以下步骤更换电池：①关机，拔出交流电源线；②按照机器底面示意图的提示打开机器底面的电池仓盖；③拔出电池的插头，取出电池；④装上新电池，插上电池插座，注意保持接触良好；⑤安装好电池仓盖。

（2）注意

①请不要用导线直接接触电池正极和负极，否则会有起火的危险。

②请不要将电池放在接近明火的地方，否则会有爆炸的危险。

③请不要私自拆卸电池。

④电池要轻拿轻放，请不要摔落地上或撞击其他物品。

二、记录纸

为了保证心电图波形的描记质量,请使用指定的高速热敏记录纸。若购买指定外的记录纸,可能会引起热敏点阵打印头寿命变短、记录波形模糊、走纸不顺畅等问题,请务必注意。

1. 选用记录纸时,绝对不能选用表面涂蜡、颜色呈灰黑色等情况的记录纸,否则蜡会沾在打印头的发热体上,导致打印头无法正常工作或损坏。

2. 高温、潮湿和日光照射会使记录纸变色,请把记录纸保存在干燥阴凉处。

3. 不要将记录纸长时间放置在荧光灯下,否则会影响记录效果。

4. 请注意不要将记录纸与聚氯乙烯塑料放在一起,否则会引起记录纸变色。

5. 记录纸重叠放置时,时间长了记录波形可能会互相转印。

6. 记录纸的尺寸规格应特别注意。尺寸不符合要求的记录纸可能会损坏热敏点阵打印头或硅橡胶轴。

三、仪器使用后保养

心电图机使用后请注意下列事项:

1. 按控制面板上 OFF 按键使仪器处于待机状态,然后关掉仪器后面主电源开关。

2. 拔出电源线和导联线时,请抓住插头部位往外拔,不要抓住电缆部分用力拉。

3. 清洁机器,擦净附件,盖上防尘罩。

4. 请将仪器放置在阴凉、干燥的环境中,移动仪器时应避免剧烈震动。

5. 清洁仪器时不能将仪器浸入清洁剂中,清洁外壳时应切断仪器的供电电源。请使用中性溶剂清洁仪器，不要使用含有酒精的清洁剂或杀菌剂。

四、导联线、电极的检查和保养

1. 导联线的导通是否良好可用万用表进行检测。请按下表的对应关系检查导联线的每一根连线是否接触良好。

连线插头符号　　R　L　F　RF　C1　C2　C3　C4　C5　C6
插头插针位置　　9　10　11　14　12　1　2　3　4　5

检测时每一根连线从电极插头至导联线插头中的对应插针之间的电阻小 10Ω 为合格。必须定期检查导联线的完整性，其中任一根损坏都会在心电图上引起对应导联或全部导联出现虚假波形。导联线可用水和肥皂清洗并可用75%酒精消毒，请不要把导联线浸在液体中进行消毒。

注：带抗除颤防护功能的导联线，其电阻约为 $10k\Omega$。

小角度地弯折或打小结会缩短导联线的使用寿命，使用时请尽可能地将导联线理顺再接电极。

2. 电极必须保存良好。长时间使用之后由于受腐蚀等原因电极表面会氧化变色而影响作图，这时须更换电极。

五、硅橡胶轴维护

硅橡胶轴应保持平整、光滑、无污迹，否则会影响心电图记录效果。为了清除硅橡胶轴上的污迹，请用蘸有少量酒精的洁净软棉布沿纵向擦拭，边擦拭边按记录纸输送方向转动硅橡胶轴，直到擦拭干净为止。

六、热敏点阵打印头清洁

热敏打印头表面的污迹及灰尘会影响波形记录的清晰度。为了清洁打印头表面，在关机后打开记录器纸仓盖，用蘸有少量酒精的洁净软棉布轻轻地擦拭打印头表面，对残留在记录头上的污迹应先用少许酒精浸润，然后用软布擦去。忌用坚硬物体刮打印头表面，否则会损坏打印头。待酒精完全挥发后才可盖上纸仓盖。正常使用时每月至少应清洗一次打印头。

七、保险管的更换

接好交流电源线—打开仪器后侧电源开关—交流电源指示灯不亮，按控制面板上的 ON 按键无法开机或开机后显示电池工作状态有问题，如确认交流插座的供电正常，则交流电源保险丝可能已烧断，此时应考虑更换交流电源保险丝。

1. 取下电源线。
2. 用螺丝刀拧开机器底部的保险丝盒盖，取下烧断的保险管。
3. 按指定规格更换保险管后，装上保险丝盒盖。

注意：若更换相同规格保险管后再次熔断，可能是机器出现其他故障，请切断电源与机器的售后服务部或指定维修点联系。

第六节　心电监护仪的维护与保养

一、设备的清洁（清洁剂可用稀释的肥皂水）

1. 清洁的步骤
（1）关闭监护仪，断开与交流电的连接。
（2）清洁主机和外部。
（3）清洁显示屏。
（4）清洁电缆和传感器。
（5）将清洁的部分用干爽的布揩干或风干。

2. 主机外部清洁方法

（1）用预先浸有软性洗涤液的布擦拭主机外面。

（2）用洁净的干布揩干。

3. 显示屏清洁方法

（1）用10%的漂白液或肥皂水擦拭显示屏。

（2）用洁净的干布揩干。

4. 电缆的清洁方法

（1）用75%酒精擦拭电缆外表面，注意不要使液体流入电缆插接处。每次使用后用75%酒精清洁血氧探头表面，不能将探头全部浸入液体中。

（2）用洁净的干布揩干。

（3）如果导线上有胶布等的残留物，使用胶带去污剂擦拭效果较好，用后将导线妥善放置好。

（4）过长的导线可弯成较大的圆圈扎起，放置塑料袋或布袋内以保持清洁、整齐，便于使用。一次性使用的零件必须丢弃，不能洗净后准备再用。

5. 袖带的清洁方法

（1）拿掉橡胶袋。

（2）用肥皂水清洗并漂洗干净在空气中晾干。

（3）用75%酒精浸泡30分钟或者用含氯消毒液浸泡15～20分钟后，再用清水漂洗干净在空气中晾干备用（特殊情况处理时）。

（4）重新插入橡胶袋。

二、设备的维护

1. 密切观察心电图波形，及时处理干扰和电极脱落。

2. 正确设定报警界限，不能关闭报警声音。

3. 对躁动患者应固定好电极和导线，避免电极脱位以及导线打折缠绕。

4. 按照患者的体位与需要及时调整监护仪的导线，使导线的长度、摆放位置等能够满足患者的需要。

5. 停机时先向患者说明，取得合作后关机，断开电源。

6. 保持监护仪在日常使用中的清洁，若遇污染应按仪器使用说明书建议使用的消毒剂与消毒方法进行消毒。

7. 设专人管理，保证监护仪的正常使用。

8. 监护仪应放置在固定位置，便于清点与使用，并妥善保管好仪器使用说明书。

9. 定期对监护仪的各项检测指标进行稳定性测试并保存好合格记录。

10. 监护仪出现故障时应及时与维修人员联系进行检修并保存好维修记录。

第七节 输液泵的维护与保养

一、注意事项

为了延长泵的使用寿命和维持其输液的稳定性，请按照以下注意事项操作。

1. 防止任何固体微粒进入泵体，因为尘埃或其他任何杂质都会磨损柱塞、密封环、缸体和单向阀，因此应预先除去流动相中的任何固体微粒。流动相最好在玻璃容器内蒸馏，而常用的方法是过滤，可采用 Millipore 滤膜（$0.2\mu m$ 或 $0.45\mu m$）等滤器。泵的入口都应该连接砂滤棒（或片），输液泵的滤器应经常更换。

2. 流动相不应含有任何腐蚀性物质，含有缓冲液的流动相不应保留在泵内，尤其是停泵过夜或更长时间的情况下。如果将含有缓冲液的流动相留在泵内,由于蒸发或泄漏,甚至只是由于溶液的静止,就可能析出盐的微小晶体,这些晶体将和上述固体微粒一样损坏密封环和柱塞等。因此,必须泵入纯水充分清洗后,再换成适合于色谱柱保存和有利于泵维护的溶剂(对于反相键和固定相,可以是甲醇或甲醇和水)。

3. 泵工作时要防止溶剂瓶内的流动相用完,否则空泵运转也磨损柱塞、密封环或缸体,最终产生漏液。

4. 输液泵的工作压力不要超过规定的最高压力,否则会使高压密封环变形,产生漏液。

5. 流动相应该先脱气,以免在泵内产生气泡,影响流量的稳定性,如果有大量气泡,泵就无法工作。

二、一般故障及排除措施

如果输液泵产生故障,需查明原因,采取相应的措施排除故障。

1. 没有流动相流出,又无压力指示:原因可能是泵内有大量的气体,这时可打开泄压阀,使泵在较大的流量(5ml/min)下运转,将气泡排尽,也可用一个50ml的注射器在泵出口处帮助抽出气体。另一个原因可能是密封环磨损,需更换。

2. 压力或流量不稳:原因可能是气泡需要排除,或者是单向阀内有异物,可以卸下单向阀,浸入丙酮内,进行超声清洗。有时有可能是砂滤棒内有气泡或被盐的微小晶体粒或滋生的微生物部分堵塞,这时,卸下砂滤棒浸入流动相内,超声除气泡,或将砂滤棒(片)浸入稀酸(如4mol/L硝酸)内迅速除去微生物或将盐溶解,再立即清洗。

3. 压力过高的原因可能是管路被堵塞,需要清除或清洗;压力降低的原因则可能是管路有泄漏。检查堵塞或泄漏时可以逐段进行。

三、输液泵的保养

1. 保持输液泵干燥、清洁。如果药液流出泵体，应立即拔出交流电源插头，关断电源。等输液泵中的液体完全自然流出、干燥后，再清洁输液泵表面。

2. 如果输液泵表面需要清洗，必须先拔出交流电源插头，关断电源，用干布擦输液泵表面，如个别斑点需要用酒精擦洗，请用医用棉蘸少许95%酒精清洗。如发现清洗后还不能正常工作，请与生产厂家联系更换。

3. 滴数检测夹中的红外发射、接收口缝隙应保持干净，不能有灰尘及其他东西（如药液干燥后的结晶物）堵塞。必要时，断电后可以用医用棉蘸少许95%酒精清洗。

4. 每年至少检查、维护一次，可将输液泵寄回生产厂家或联系生产厂家检查、维护。

5. 本产品的电子记忆保存时间大于20年。

6. 可充电电池的保养：在不使用时，请关断电源开关，以防止由于过度放电而损坏内置电池。

7. 输液泵内部电池充放电次数约500次，当发现电池容量变小，应及时与厂家联系进行更换，不可擅自更换。旧电池放置在高温环境可能引起爆炸或其他危险，也可能污染环境，应按照有关废弃电池的环保要求归类回收处理。配套使用过的一次性输液器，应按照医疗垃圾的处理规范处理。

第八节 注射泵的维护与保养

1. 环境温度在-5~40℃，湿度不大于80%，注意远离火源及热源。

2. 保持清洁干燥，使用完毕后用清水擦拭，如有血液等污染时用500mg/L氯消毒液擦拭。

3. 报警提示

（1）当注射器中药水仅剩1.5ml左右时泵上残留提示灯亮，并同时发出间断报警声，报警声可通过按消音键消除。

（2）注射完毕报警：当注射器中药水注射完毕，注射完毕报警指示灯亮（EMPTY）并发出连续报警声，此时泵进入KVO速度（0.5ml/h），报警声可通过按消音键消除。1分钟后如还没有处理，报警又起。

（3）阻塞报警：当针头或输液管路堵塞泵上发出间断声光报警，此时系统释放压力，压力释放完后转为连续声光报警，间断报警时按消音键可消去警声，连续报警时按消音键同时消去声、光报警并恢复报警前工作状态。

（4）限制量提示：当泵输出量达到所设定的限制量时，泵上发出间断提示声，此时泵停止输出，LED显示器同步交替显示速率数值和限制量数值，在显示限制量时伴有提示声，提示声可按消音键消除，2分钟后如没有进行处理提示声又响。

（5）电源线脱落报警：电源开关打开，如没有接上电源或使用中途电源线脱落，泵会发出间断报警声，报警声可通过按消音键消除。

（6）电池欠压报警：当电池电压不足，泵会发出间断声光报警。

（7）改变固定夹在泵上的安装位置，可使泵夹在垂直式水平放置的支杆或床档上。

（8）当低电压报警时，应及时将泵接通交流电源进行充电或关机，不然电池中电耗尽就无法再重复充电。内置电池在使用完后充电，不然电池会因记忆效应而降低使用寿命。充电时应将泵后面的电源开关置于"OFF"，接上交流电源，泵内置电池即自动充电。注意充电时不要间断，应为连续16小时。

第六章

常见急救操作技术的配合及护理

第一节 单人心肺复苏操作流程及评分标准

【评估】

1. 环境安全 排除不安全因素,如电源、有害气体等。

2. 评估患者 对患者的评估应与操作同步进行,确认患者无意识,无呼吸(终末叹气应看作无呼吸)。

3. 有无禁忌证 严重胸廓畸形、广泛性肋骨骨折、血气胸、心脏压塞、心脏外伤等。

【准备】

1. 护士 着装整齐,沉着稳重,动作迅速。

2. 用物 根据事发现场情况准备,就地取材。

3. 环境 安全,便于操作。

4. 体位 仰卧于地面或硬板上。

【方法】

施救者确认环境是否安全→双手轻拍患者双肩并大声呼唤→判断患者意识,检查呼吸5秒→呼救,启动应急系统,看时间→判断有无颈动脉搏动,判断时间5~10秒→无颈动脉搏动→将患者置于复苏体位,暴露胸部→确定胸外按压部位→一手掌根部接触按压部位,双手重叠,十指相扣,手指翘起不接触胸壁→双臂伸直,肩、肘、腕呈同一直线,垂直于按压部位,快速、有力、均匀下压,使胸骨下陷>5cm→放松时手掌根不离开胸壁,使胸廓完全回弹，按压30次，→开放气道仰头抬颏，行人工呼吸1~2秒/次（吹气时观察患者胸廓起伏情况）→吹气完毕松开鼻翼，比例为30:2→重复5个循环时间（约2分钟）→进行复苏效果评估（再次判断有无颈动脉搏动、呼吸是否恢复）→若未成功，继续进行心肺复苏→若复苏有效，进行下一步生命支持。

【评价】
1. 操作熟练，动作轻重适宜，部位准确。
2. 复苏有效，操作过程中患者无损伤。
3. 操作过程中注意观察患者意识情况、面色、胸廓起伏。

【注意事项】
1. 抢救人员应争分夺秒，迅速判断患者有无反应、呼吸及颈静脉搏动，判断时间5~10秒。
2. 患者需平躺在地板或硬板上，摆放为复苏体位，患者头、颈、躯干平直无弯曲，双上肢置于身体两侧；疑有头外伤者，不应抬颈，以免损伤脊髓。
3. 人工呼吸前有可见异物时先清理呼吸道，再开放气道。送气量不宜过大（每次吹气量500~600ml，避免过度通气引起患者胃部胀气）。
4. 胸外按压位置要准确，胸骨中、下1/3处（男性为双乳头连线的胸骨中点，女性为胸骨下切迹上两横指），避免压在剑突上，用力要适宜，确保足够的频率及深度，每次胸外按压后要让胸廓充分回弹，以保证心脏得到充分的血液回流，尽量减少中断，如需插人工气道或除颤时，中断不应超过10秒。

【理论提问】
1. 胸外心脏按压的部位？
答：确定胸外心脏按压的部位，在胸骨中下1/3处（男性为双侧乳头连线的胸骨中点；女性为胸骨下切迹上两横指）。
2. 心脏按压与通气比是多少？

答：心脏按压与通气比为30:2。

3. 心脏复苏有效的指征有哪些？

答：①能扪及大动脉搏动；②血压维持60mmHg以上；③口唇、面色、甲床等颜色转红润；④室颤波由细小变粗大，甚至恢复窦性心律；⑤瞳孔由大变小，对光反射恢复；⑥自主呼吸逐渐恢复；⑦昏迷由深变浅，出现反射或挣扎。

【评分标准】

见表6-1-1。

表6-1-1 单人心肺复苏技术操作评分标准

项目	技术操作要求	分值	扣分原因	实际扣分
准备质量标准（20分）	评估：	3		
	1. 环境安全，排除不安全因素	3		
	2. 对患者的评估与操作同步进行	3		
	3. 人工呼吸器状况、完好性	2		
	护士：着装整洁	4		
	物品：就地取材	4		
	环境：安全、空气流通、便于操作	3		
	体位：仰卧位、复苏体位	2		

续表

项目	技术操作要求	分值	扣分原因	实际扣分
操作流程质量标准（60分）	1. 施救者确认环境是否安全	4		
	2. 判断患者反应及呼吸5秒，呼救、看时间	6		
	3. 判断颈动脉搏动部位准确，判断时间5～10秒	4		
	4. 置患者于复苏体位，暴露胸部	4		
	5. 胸外按压部位准确、手法正确	6		
	6. 按压深度>5cm，按压频率>100次/分	6		
	7. 按压次数：30次，胸廓完全回弹	6		
	8. 按压时腕、肘、肩呈一条直线	6		
	9. 开放气道手法正确，仰头抬颏	6		
	10. 心脏按压与通气比30:2，5个循环	5		
	11. 看时间	3		
	12. 整理衣物，手消记录	4		
终末质量标准（20分）	1. 抢救过程中患者无损伤，患者体位正确	3		
	2. 开放气道方式正确，面罩紧扣口鼻，无漏气，呼吸囊节律、频率规范	5		
	3. 按压部位、手法正确，频率深度正确	5		
	4. 操作熟练、规范，动作迅速，手法正确	4		
	5. 理论回答正确	3		
总分(100分)		100		

第二节　简易呼吸球囊的使用流程及评分标准

【评估】

1. 掌握简易人工呼吸器使用目的、方法、注意事项。
2. 患者病情、体位、意识状态、配合程度。
3. 患者呼吸及缺氧状况，呼吸频率、节律、深浅度，呼吸道是否通畅，有无活动义齿等。
4. 简易人工呼吸器的完好性与环境清洁安全，无有害气体。
5. 是否符合使用简易呼吸器的指征和适应证，无自主呼吸或自主呼吸微弱。
6. 评估有无使用简易呼吸器的禁忌证，如中等以上活动性咯血、心肌梗死、大量胸腔积液等。

【准备】

1. 护士　着装整齐，沉着稳重，动作迅速，清洁手。
2. 用物　简易人工呼吸器、氧气装置、快速手消液、清洁小方纱布、护理记录单。
3. 环境　清洁、安全，空气流通，无有毒气体。
4. 体位　仰卧位，去枕，头后仰。

【方法】

听到抢救呼叫→携用物至床旁→呼唤姓名→判断患者呼吸→解开患者衣领衣扣及裤腰→同时告知患者及家属→头侧向一侧→清理呼吸道及口腔内分泌物、呕吐物→取下活动义齿→取仰卧位→将枕头垫于患者肩下，抬起下颌→检查简易呼吸器的性能→连接面罩呼吸器囊及氧气→调节氧流量 5～10L/min（供氧浓度为40%～60%）→一手握住呼吸器活瓣处→用"CE"手法将面罩置于患者口鼻部→并用拇指与示指紧扣面罩，以保持密合→其他手指托下颌→一手挤压呼吸囊→放松→有节律地反复进行［频率16~20次/分，注入空（氧）气500~1000ml，呼吸比为1∶1.5~1∶1.8]→观察患者缺氧情况及胸廓起伏情况→遵医嘱停用→取下简易呼吸器→擦净患者面部→整理衣裤及床单元→协助患者取舒适体位→告知安慰患者及家属。整理用物，面罩、球囊清洁后用75%酒精消毒→吹干→备用（如为传染病患者，应将各组件配件拆开→经消毒液浸泡→清水冲净消毒液后→吹干→装好→备用）→洗手→记录。

【评价】

1. 患者体位适宜，呼吸道通畅。
2. 面罩紧扣口鼻，不漏气。
3. 挤压呼吸球囊节律、频率规范。
4. 与患者及家属沟通好。

【注意事项】

1. 使用简易呼吸器前必须清除呼吸道异物及分泌物。
2. 观察患者胸廓起伏是否与挤压频率一致。
3. 观察患者面部与嘴唇发绀是否有变化。
4. 安有储气袋时要注意袋体是否充满或扁平。
5. 勿在有毒气体环境中使用。
6. 简易人工呼吸器属抢救物品，应保证性能完好，完好率100%。

【理论提问】

挤压呼吸球囊的频率是多少？

答：频率16~20次/分，注入空气500~1000ml。

【评分标准】

见表6-2-1。

表6-2-1 简易人工呼吸器使用技术操作评分标准

项目	技术操作要求	分值	扣分原因	实际扣分
准备质量标准（20分）	评估： 了解简易人工呼吸器的使用目的、方法、注意事项，呼吸器的使用状况、完好性	4		
	患者年龄、病情、意识状态、合作程度	3		
	环境安全、无有毒气体	3		
	护士：着装整齐、仪表端庄、洗手、戴口罩	2		
	物品：简易呼吸器、氧气装置，放置合理、安全	3		
	环境：清洁、安全、空气流通	3		
	体位：仰卧位，去枕头后仰	2		
操作流程质量标准（60分）	听到抢救呼唤器，携用物至患者床旁，呼唤姓名，判断呼吸	5		
	宽松衣裤，清理呼吸道	3		
	同时告知患者及家属操作的目的及注意事项	5		
	患者体位正确	5		
	检查连接简易人工呼吸器	5		
	紧扣面罩（CE手法）	5		
	挤压、松呼吸气囊	5		
	频率、节律规范	5		
	观察缺氧变化，安慰患者，与家属沟通	5		
	根据医嘱停用，取下简易人工呼吸器	3		
	擦净患者面部	2		
	整理衣裤及床单元	2		
	舒适体位	4		
	整理用物	2		
	洗手	2		
	记录	2		

续表

项目	技术操作要求	分值	扣分原因	实际扣分
终末质量标准（20分）	患者体位正确，呼吸道通畅 面罩紧扣口鼻，无漏气 挤压呼吸囊节律、频率规范 与患者及家属沟通良好	5 5 5 5		
总分（100分）				

第三节 心脏电除颤操作流程及评分标准

【目的】

用较强的脉冲电流通过心脏来消除心律失常，使之恢复窦性心律。

【评估】

1. 患者心电监护波形、操作环境。

2. 患者病情、意识、合作程度。

3. 电除颤部位皮肤情况及是否装有起搏器。

【准备】

1. 护士　着装整齐，沉着稳重，动作迅速。

2. 用物　除颤机处于完好备用状态，心电监护仪、导电糊、电极片、治疗碗内放盐水纱布数块、急救车、卫生纸、快速手消液、污物桶、护理记录单。

3. 环境　安全、安静，便于操作。

4. 体位　去枕平卧，暴露胸部。

【方法】

巡视病房→发现患者心律失常（为室颤）→呼叫医生→准备除颤器及急救车推至床旁→将除颤仪插上电源，打开除颤仪→患者去枕平卧位→解开患者衣扣，暴露胸部→取下电极片→检查导电糊有效期→将除颤器两侧的电极板分别涂以专用的导电膏，或在患者除颤部位垫上5~6层盐水纱布→选择非同步直流电除颤→选择除颤能量（单向360J，双向波200J）→将电极板置于标准位置［常规位置：（左手）"STERNVM"电极板上缘放于胸骨右缘第2肋间，（右手）"APEX"电极板上缘置于左腋中线与第5肋间交界处（心尖部）］按充电按钮，迅速充电至所需能量→让床旁其他人员离开患者及病床→电击时两拇指同时按压电极板上的放电按钮（放电前大声呼叫"1、2、3放电"，电极板紧贴皮肤并加压）→固定电极板→观察示波器上患者的心律恢复正常，生命体征正常，判断电复律成功（如果不成功，行心肺复苏5个循环后再进行除颤）→撤离电极板，关闭除颤器→用卫生纸擦拭患者胸前区导电膏→为患者进行心电监护→扣上患者衣扣，整理床单元，协助患者取舒适体位→用卫生纸擦拭电极板上的导电膏→消毒双手→观察患者心律、血压、呼吸、脉搏、意识→记录→遵医嘱进行后续治疗→拔掉除颤器电源→推除颤器及急救车回治疗室→整理用物→除颤器擦拭干净后充电备用→洗手。

【评价】

1. 选择除颤方式正确。
2. 患者体位摆放正确。
3. 除颤能量选择正确。
4. 电极板位置放置正确。
5. 除颤后患者皮肤无损伤。

6. 除颤后能及时观察患者的生命体征。

7. 整理用物，能做到除颤器充电备用。

【注意事项】

1. 确认患者的心律为室颤。

2. 涂擦导电膏切忌两个电极板相互摩擦。

3. 电极板位置放置正确，左右手切勿拿反。

4. 除颤时电极板紧贴皮肤，施加 10~12kg 的压力。

5. 消瘦且肋间隙明显凹陷而致电极与皮肤接触不良者宜用多层盐水纱布，改善皮肤与电极的接触。

6. 两个电极板之间要保持干燥，避免因导电膏、盐水纱布沾水或汗水相连造成短路。

7. 保持电极板把手干燥。

8. 如安装永久起搏器的患者，需避开起搏器。

9. 放电前嘱所有人离开病床及患者。

【理论提问】

1. 心脏除颤的适应证有哪些？

答：①心室颤动和扑动是电复律的绝对指征。②心房颤动和扑动伴血流动力学障碍者。③药物及其他方法治疗无效或有严重血流动力学障碍的阵发性室上性心动过速、室性心动过速、预激综合征伴快速心律失常者。

2. 心脏电除颤的禁忌证有哪些？

答：①病史多年，心脏尤其是左心房明显增大及心房内有新鲜血栓形成或近 3 个月有栓塞时。②伴高度或完全性房室传导阻滞的心房颤动或扑动。③伴病态窦房结综合征的异位快速心律失常。④有洋地黄中毒、低钾血症时，不宜电复律。

【评分标准】

见表 6-3-1。

表 6-3-1 心脏电除颤操作评分

项目总分	考核内容	分值	扣分及原因	实际得分
准备质量标准（20分）	评估：患者心电监护波形	4		
	患者病情、意识、合作程度	3		
	电除颤部位皮肤情况及是否装有起搏器	3		
	护士：仪表端庄，服装整洁	2		
	物品：物品齐全，放置合理	4		
	环境：安静、安全、清洁	2		
	体位：患者取去枕平卧位，暴露胸部	2		
操作流程质量标准（60分）	连接电源线检查仪器性能	5		
	取平卧位、松衣扣、暴露胸部	5		
	两电极板涂以专用导电膏或垫上5~6层盐水纱布	5		
	根据病情选择除颤方式（非同步直流电除颤）	5		
	选择除颤能量（首次200J）	5		
	按充电按钮，迅速充电至所需能量	5		
	正确放置电极板位置，与患者皮肤密切接触	5		
	两手同时按压放电按钮，放电前提醒其他人员离开患者及病床	5		
	判断是否放电	5		
	观察示波器判断电复律成功	5		
	擦净患者胸前导电膏，整理床单元，协助患者取舒适体位	5		
	观察患者生命体征并记录	3		
	处置用物正确	2		

续表

项目总分	考核内容	分值	扣分及原因	实际得分
终末质量标准（20分）	准确判断患者发生心律失常	4		
	操作方法正确，动作熟练、轻柔，除颤方式选择正确	4		
	电极板位置放置正确，与患者皮肤密切接触	3		
	选择电量正确	3		
	准确判断电复律成功	3		
	放电无其他人员接触患者或床	3		
合计（100分）				

第四节　静脉输液泵/注射泵使用技术操作流程及评分标准

【评估】

1. 患者病情、心理状态、自理能力及合作程度。

2. 穿刺部位皮肤及静脉情况。

3. 输注药物的性质及对血管的影响程度。

【准备】

1. 护士　仪表端庄，着装整齐，洗手，戴口罩。

2. 物品　输液泵/输注泵、治疗盘、输液器、配液注射器或泵注射器（20ml或50ml）、注射泵延长管、药物、2%碘酒、75%酒精、棉签、输液标签、消毒砂轮、启瓶器、敷贴、止血带、网套、锐气盒、污物缸、输液记录单、笔、手表，必要时备三通管。

3. 环境　安静、整洁、舒适。

4. 体位　排尿后取舒适体位。

【方法】

处置医嘱→将输液架拿到床旁，向患者解释，请患者排便。

1. 治疗室

输液泵：备齐用物→查对→粘贴输液标签→套网套→查药物、注射器质量，无误后按无菌操作原则加药并混匀→再次核对→检查输液器质量→插入输液器。

输注泵：注射器抽吸药液加药量准确→正确连接注射器与输注泵泵管→排尽空气→注明药液的名称及药物浓度，按需要备一个抽好稀释液带头皮针的注射器。

2. 病房输液

携用物至床旁→将输液泵/输注泵安装在输液架上（输液泵/输注泵因厂家、型号不同而使用方法不同）→连接电源→检查输液泵/输注泵→向患者解释目的和方法→查对→①输液泵［挂输液瓶→一次排气成功→选择血管→扎止血带→消毒皮肤→准备敷贴→嘱患者握拳→再次查对并检查有无气泡→左手绷紧皮肤→右手以 15°~30°角自静脉上方或侧方刺入皮下，再沿静脉走向滑行刺入静脉→见回血，再顺静脉进针少许→松止血带、松拳、松输液夹→敷贴固定→将输液管放置在输液泵的管道槽中→关闭泵门→设定输液参数（滴数/分钟或毫升数/小时或输液时间）和预输量→按"开始/停止"键、启动输液］；②输注泵［使用特殊药液前后需推注稀释液或先用稀释液开通静脉再连接泵延长管→设定泵速（每小时泵如液量）和需泵入量→按"开始/停止"键、启动注射］→消毒毛巾擦手（或消毒双手）→填写护理记录单（记录内容：输入时间、药物、浓度、剂量等）→向患者交代注意事项→整理用物→回治疗室。

【评价】

1. 准确执行查对制度和无菌操作规程。

2. 操作规范，一次穿刺成功。

3. 与患者沟通语言恰当、态度和蔼，告知输液泵/输注泵相关注意事项。

【注意事项】

1. 护士应了解输液泵的工作原理，熟练掌握其使用方法。

2. 在使用输液泵控制输液过程中，护士应加强巡视。如输液泵出现报警，应查找可能的原因，如有气泡、输液堵塞或输液结束等，并给予及时处理。

3. 对患者进行正确的指导

（1）告知患者，在护士不在场的情况下，一旦输液泵出现报警，应及时打信号灯求助护士，以便及时处理问题。

（2）患者、家属不要随意搬动输液泵，防止输液管道被牵拉脱出。

（3）患者输液肢体不要剧烈活动，防止输液管道被牵拉脱出。

（4）告知患者，输液泵内有蓄电池，患者如需如厕，可以打信号灯请护士帮忙暂时拔掉电源线，返回后再重新插好。

【理论提问】

1. 使用输液泵/输注泵的目的是什么？

答：准确控制输液速度，使药物速度均匀、用量准确、安全地进入患者体内发生作用。

2. 护士应注意什么？

答：①正确设定输液速度及其他必须参数，防止设定错误延误治疗。②护士随时查看输液泵/输注泵的工作状态，及时排除报警、故障，防止液体输入失控。注意观察穿刺部位皮肤情况，防止发生液体外渗，出现外渗及时给予相应处理。③严密观察液体输注情况，防止空气栓塞的发生。

3. 护士告知患者的内容有哪些？

答：告知患者使用输液泵的目的、输入药物的名称、输注速度。告知患者输液肢体不能进行剧烈活动。告知患者及家属不要随意搬动或调节输液泵，以保证用药安全。告知患者有不适感觉或者机器报警时及时通知医护人员。

【评分标准】

见表 6-4-1。

表 6-4-1　静脉输液泵/输注泵使用技术评分标准

项目	技术操作要求	分值	扣分及原因	实际得分
准备质量标准（20分）	评估：患者的病情、心理状态及自理、合作程度，环境安静、整洁、舒适、安全、舒适	4		
	穿刺部位皮肤及静脉情况	3		
	需注入药物的性质及对血管的影响程度	3		
	护士：仪表端庄，服装整洁	2		
	洗手，戴口罩符合要求	2		
	准备：备齐用物，放置合理（治疗车一台，车上置输液泵、速手消毒液，治疗盘一套，盘内置根据医嘱准备的药物、污物缸、输液标签、输液记录单、医嘱本、笔、表），每项1分	6		
	体位：排尿后取舒适体位	2		
操作流程质量标准（60分）	核对医嘱、输液卡（三查八对），进行用物准备	5		
	核对床头卡并向患者解释	5		
	安全准确地放置输液泵，连接电源，打开泵开关，检查泵的装置是否完整，消毒双手	5		
	核对床号、姓名，更换液体	3		
	更换后再次核对	2		
	将输液器安装入输液泵管槽内，按照医嘱正确设定滴速、输液量等需要设置的参数	10		

续表

项目	技术操作要求	分值	扣分及原因	实际得分
操作流程质量标准（60分）	观察输液部位皮肤情况，向患者交代注意事项	3		
	协助患者取舒适体位、整理床单元	2		
	用物处置符合规范，洗手，记录	5		
	（停止泵的使用）备齐用物，核对床头卡并向患者解释	3		
	关闭输液泵开关、电源、输液器调节夹，从泵内取出输液管道	5		
	核对床号、姓名，更换液体，调节滴速	5		
	观察输液部位皮肤情况，向患者解释，整理床单元	2		
	用物处置规范，洗手，记录	5		
终末质量标准（20分）	操作方法正确、熟练、轻巧、规范	4		
	设置滴速/泵速等参数正确、符合医嘱	4		
	与患者沟通语言恰当、态度和蔼，告知操作的目的和注意事项，患者感受良好	4		
	了解用药目的、不良反应及配伍禁忌	4		
	执行查对制度及无菌操作规程	4		
	每超时1分钟扣2分（共15分钟）			
合计（100分）				

第五节 心电监测操作流程及评分标准

【评估】

1. 评估操作环境、光照情况及有无电磁波干扰。
2. 患者病情、意识状态、合作程度。

3. 患者胸部皮肤情况，有无酒精及冷刺激过敏，患者指端情况。

【准备】

1. 护士　衣帽整洁，洗手，戴口罩。

2. 用物　治疗车上层：心电监护仪 1 台，电极片数个，快速手消液，污物缸，弯盘内盛 75% 酒精纱布，无菌纱布，护理记录单等。

治疗车下层：医用垃圾桶、生活垃圾桶。

3. 环境　安全、整洁、光线适宜、无电磁波干扰，保护患者隐私，必要时围帘或屏风遮挡。

4. 体位　协助舒适卧位，注意保暖。

【方法】

携用物至床旁→核对→评估、解释操作目的和方法→连接监护仪电源→打开电源开关→检查心电监护仪及导线连接是否正常→将电极片与监护仪导线连接→解开衣扣，清洁需粘贴处皮肤保证电极片与皮肤接触良好→按监护仪标识，粘贴电极片于正确位置（三电极，负极：右锁骨中点下缘，正极：左腋前线第四肋间，接地电极：剑突下偏右；五电极，右上 RA：胸骨右缘锁骨中线第一肋间，左上 LA：胸骨左缘锁骨中线第一肋间，右下 RL：右锁骨中线剑突水平处，左下 LL：左锁骨中线剑突水平处，胸导 C：胸骨左缘第四肋间）→整理衣服→将血压袖带捆绑于上臂正确位置→将脉搏血氧饱和度检测仪传感器夹于对侧手指→选择导联模式，设置相应合理的报警界限→遵医嘱设置测血压间隔时间，测第一次血压→整理好导联线并置于适当位置→告知注意事项→手消→记录。

停心电监护：核对、向患者解释说明，取得合作→再测量一次血压→记录→关机→断开电源→取下电极片→清洁局部皮肤→协助患者整理衣服→整理床单元及用物→手消。

【评价】

1. 操作熟练、规范。

2. 注意事项交代清楚。

3. 护患沟通良好,积极配合。

【注意事项】

1. 清洁患者皮肤及测量血氧饱和度的手指指甲(必要时),保证电极和指套与皮肤表面接触良好。

2. 按照要求将电极片贴于患者胸部正确的位置,避开伤口,必要时避开除颤部位(三电极,负极:右锁骨中点下缘,正极:左腋前线第四肋间,接地电极:剑突下偏右;五电极,右上 RA:胸骨右缘锁骨中线第一肋间,左上 LA:胸骨左缘锁骨中线第一肋间,右下 RL:右锁骨中线剑突水平处,左下 LL:左锁骨中线剑突水平处,胸导 C:胸骨左缘第 4 肋间)。

3. 选择波形清晰、无干扰的导联观察,正确设置报警参数。

4. 注意指导患者及家属不能自行移动或摘除电极片和传感器,避免在监护仪旁边使用手机,以免干扰检测波形。指导患者在电极片局部皮肤出现红疹、痒、痛感时及时通知医护人员处理。

5. 观察记录检测情况,定期观察局部皮肤,定期更换电极片的位置及血氧饱和度检测仪传感器的位置,如有异常及时处理。

6. 血压计袖带位置准确(上臂中部,下缘距肘窝 2~3cm),松紧适度,测量位置与右心房同一水平。

7. 对于躁动患者,应进行适当约束,固定好电极和各导联(避免导联打折或缠绕)。

8. 当患者有休克、体温过低、使用血管活性药物及贫血等情况,或周围环境光照太强、电磁波干扰、涂指甲油等均可影响血氧饱和度检测结果。

9. 在操作过程中,注意为患者保暖。

第六章 常见急救操作技术的配合及护理

【理论提问】

1. 使用心电监护仪的注意事项是什么？

答：（1）心电监护仪应与其他电器保持一定距离，避免或降低干扰因素。

（2）电极片长期使用易脱落，影响准确性及监测质量，应3~4天更换一次。注意局部皮肤的清洁与消毒。

（3）应向患者做好解释工作。

2. 应交代患者哪些注意事项？

答：（1）患者更换体位时，妥善保护导联线，不要拉扯。

（2）嘱患者不要擅自调节监护仪，以免造成仪器损坏。

（3）如果使用遥测心电监护仪应嘱患者不要离开病区。

【评分标准】

见表6-5-1。

表6-5-1 心电监护技术操作评分标准

项目	技术操作要求	分值	扣分及原因	实际得分
准备质量标准（20分）	评估： 1. 评估操作环境、光照情况及有无电磁波干扰	2		
	2. 患者病情、意识状态、合作程度	3		
	3. 患者胸腹部皮肤情况，有无酒精及冷刺激过敏	2		
	4. 患者指端末梢情况	3		
	5. 护士：着装整齐、仪表端庄、洗手、戴口罩	3		
	6. 物品：心电监护仪1台，电极片数个，快速手消液，污物缸，75%酒精纱布，护理记录单等	3		
	7. 环境：安全、整洁、光线适宜、保暖，保护患者隐私，无电磁波干扰，必要时围帘或屏风遮挡	2		
	8. 体位：协助卧位，注意保暖	2		

续表

项目	技术操作要求	分值	扣分及原因	实际得分
操作流程质量标准（60分）	1. 查对，解释操作目的、方法	3		
	2. 检查心电监护仪性能及导线连接是否正常	4		
	3. 将电极片与监护仪导线连接	5		
	4. 粘贴电极片于正确位置（粘贴前清洁需粘贴处皮肤，保证电极片与皮肤接触良好）	8		
	5. 将血压袖带捆绑于上臂正确位置	5		
	6. 将氧饱和度指夹夹于对侧手指	5		
	7. 选择导联设置相应合理的报警界限	4		
	8. 遵医嘱设置测血压间隔时间，测第一次血压，整理好导联线置于适当位置	6		
	9. 向患者交代注意事项	5		
	10. 消毒双手并记录	3		
	11. 停心电监护，再测量一次血压，关机，断开电源	5		
	12. 取下电极片，清洁局部皮肤，协助患者穿衣	4		
	13. 整理床单元及用物，手消	3		
终末质量标准（20分）	1. 操作熟练符合流程	6		
	2. 电极片粘贴位置正确，注意保暖	4		
	3. 注意事项交代清楚	4		
	4. 与患者沟通语言通俗易懂	3		
	5. 仪器消毒处理，记录符合要求	3		
总分（100分）				

第六节 经气管插管/切开吸痰操作流程及评分标准

【评估】

1. 患者病情、气管插管/切开天数、呼吸道感染程度、双肺呼吸音、缺氧程度、血氧饱和度、意识状态、呼吸道分泌物情况，痰液的性质、量及颜色。

2. 呼吸机参数设置情况，负压吸引装置，环境情况。

3. 患者配合程度。

【准备】

1. 护士　衣帽整洁，洗手，戴口罩。

2. 用物　中心负压吸引装置或负压吸引器及电插板，治疗盘内盛：各类型号的无菌吸痰管（一次性吸痰管）、听诊器、医用垃圾桶、盛0.5‰有效氯消毒浸泡液桶、纸巾、快速手消液。

3. 环境　安全、舒适、整洁、光线适宜。

4. 体位　根据患者病情协助患者取平卧位或舒适卧位。

【方法】

气管插管切开患者吸痰用物应常规放置于床旁，按需吸痰（患者出现呼吸困难或痰液多时），及时观察呼吸、血氧饱和度，听诊双肺呼吸音及痰液情况→核对床号、姓名、床卡、手腕带→消毒双手→将呼吸机的氧浓度调至100→给予患者纯氧2分钟→根据患者情况湿化气道→连接负压吸引器电源/中心负压吸引器装置→调节负压（成人为300～400mmHg或者0.02～0.04MP）消毒双手→铺无菌巾→检查并撕开一次性吸痰管外包装前端按无菌技术取出吸痰管，一手戴无菌手套（或持无菌钳）→将吸痰管抽出盘绕在手中，与负压管连接（或用无菌钳持吸痰管与负压管连接）→另一手断开呼吸机与气管导管，呼吸机接头放在无菌巾上→用戴无菌手套的手（或者无菌持物钳），反折吸痰管迅速并轻轻地沿气管送入→吸痰管遇阻力略上提 1cm 后加负压→边上提、边左右旋转向上提管（避免在气管内上下提插）→吸痰过程中观察痰液及缺氧情况等，吸痰时间不超过 15 秒→吸痰结束后立即连接呼吸机通气→给予患者吸入 100% 纯氧 2 分钟（待血氧饱和度升至正常水平后再将氧浓度调至所需浓度），消毒液冲洗吸痰管和负压吸引管→分离吸痰管浸泡消毒液中，一次性吸痰管分离后直接丢弃医疗垃圾袋中→消毒双手→听诊呼吸音→协助患者取安全、舒适体位→整理床单元→消毒双手→记录痰液的性质、量及颜色→回治疗室，按消毒隔离原则处理用物→洗手。

【评价】

1. 操作方法规范，动作熟练、轻巧。安全、无污染。
2. 严格执行无菌操作，一次用一管一消毒灭菌。
3. 吸痰过程中观察病情，与患者沟通语言恰当。如痰液黏稠，给予适当处理。

【注意事项】

1. 操作动作准确、快速，每次吸痰时间不超过 15 秒，连续两次吸痰不得超过 3 次，吸痰间歇以纯氧吸入，吸痰前整理呼吸机管路，倾倒冷凝水。
2. 吸痰管进入气道若遇到阻力应找原因，不可粗暴盲插，吸痰管最大外径不能超过气管导管内径的 1/2，进吸痰管时不可给予负压，以免损伤患者气道。
3. 注意保持呼吸机接头不被污染，戴无菌手套持吸痰管的手不被污染。吸痰过程中应当密切观察患者的病情变化，如有心率、血压、血氧饱和度明显改变时，应立即停止吸痰，立即接呼吸机通气，给予纯氧吸入。
4. 严格无菌操作，每次吸痰时均需更换吸痰管，先吸口鼻处，再吸气管内。吸过口、鼻腔内分泌物的吸痰管不能再吸气道。如痰液黏稠，可配合雾化吸入、背部叩击。

5. 使用注射器进行气管内滴药时，防止针头误入气道。吸痰前高浓度氧吸入 1~2 分钟，吸痰后调回原先设置好的氧浓度，一次吸痰时间（断开至连接呼吸机）以不超过 10~15 秒为宜；每次更换吸痰管。

【理论提问】

1. 每次吸痰不能超过多长时间？

答：每次吸痰时间不能超过 15 秒。

2. 吸痰管的最大外径是多少？

答：吸痰管最大外径不能超过气管导管内径的 1/2。

3. 吸痰的目的是什么？

答：保持呼吸道通畅，保证有效通气。

【评分标准】

见表 6-6-1。

表 6-6-1　经气管插管/气管切开吸痰操作评分标准

项目	技术操作要求	分值	扣分及原因	实际得分
准备质量标准（20分）	评估：病情、意识状态及呼吸道分泌物、呼吸机参数	5		
	患者生命体征及合作程度、心理反应	4		
	护士：着装整齐、仪表端庄、洗手、戴口罩	3		
	物品：备齐用物、放置合理	3		
	环境：安全、整洁、光线适宜	2		
	体位：平卧位	3		

续表

项目	技术操作要求	分值	扣分及原因	实际得分
操作流程质量标准（60分）	核对，向患者或家属告知目的及方法，紧急情况下同时进行	4		
	观察病情，听诊，给患者吸纯氧	5		
	消毒双手，铺无菌巾	3		
	检查吸引器，调节负压	3		
	戴手套、取吸痰管规范	5		
	断开呼吸机与气管套管连接处，放于无菌巾上	6		
	吸痰管插入深度、角度合适，吸痰方法规范：从深部左右旋转、上提吸引	10		
	吸力大小、时间适度（每次＜15秒）	5		
	连接呼吸机方法规范，给患者吸入纯氧	5		
	吸痰后消毒液冲洗吸痰管	3		
	吸引管接头与吸痰管分离处置规范	3		
	操作后物品处置符合要求	2		
	患者安置舒适，床单元整洁	3		
	消毒双手，记录签名，洗手	3		
终末质量标准（20分）	操作方法规范，动作熟练、轻巧。安全，无污染	4		
	严格无菌技术操作，一次用一管一消毒	6		
	吸痰过程中观察病情，与患者沟通语言恰当	6		
	吸痰效果好，同期功能有所改善	4		
合计（100分）				

第七节　电动洗胃机洗胃操作流程及评分标准

【评估】

1. 患者的生命体征、意识、瞳孔，口、鼻腔黏膜有无损伤、炎症，有无活动义齿，有无禁忌证等。

2. 患者中毒时间、途径，毒物的种类、性质、量，是否呕吐。

3. 患者的心理状态、合作程度及病史。

【准备】

1. 护士　仪表端庄，着装整齐，沉着稳重，动作迅速，洗手，戴口罩。

2. 物品　洗胃溶液、洗胃机及附件、胃管、弯盘、润滑剂、棉签、治疗巾、胶布、橡皮单或塑料围裙、手套、量杯、注射器、咬口、快速手消液，必要时备开口器、压舌板、牙垫、舌钳、试管等。

3. 环境　清洁、安全、空气流通。

4. 体位　左侧卧位，昏迷患者平卧位头偏向一侧。

【方法】

核对医嘱→评估患者→洗手，戴口罩→准备用物携至床旁→核对患者，解释，告知→接洗胃机电源，调节参数（调节压力 $\pm 0.04 \sim 0.045 Pa$）→选择正确的洗胃液（液量：4000～10 000ml，液温：25～38℃）→连接洗胃机各管道，试运转洗胃机→置患者于左侧卧位，昏迷患者取去枕平卧位头偏向一侧（肩下垫橡皮单，有活动义齿应取下）→取治疗巾铺于颌下及胸前，置弯盘于口角旁→消毒双手，戴手套→取胃管，测量插入深度→润滑油润滑胃管，插胃管（可使用咬口经口插入或经鼻插入）→医护人员同时证实胃管在胃内（用注射器抽吸胃液；注入空气在胃部听到气过水声；胃管末端置于水杯中无气体溢出），妥善固定胃管→将胃管与洗胃机相连，开机洗胃→先按手吸键，再按自动键，遵医嘱留取毒物标本送检→每次注入洗胃液300～500ml，洗胃中注意观察洗出液的颜色、性状、气味及量，患者的生命体征及腹部情况→洗胃至水清无色、无味，出入液量相等→关机→分离胃管，反折末端拔除胃管→为患者漱口、洗脸、整理床单元→整理用物（洗胃管置于感染性废物袋中；洗胃机用1∶1000含氯消毒剂循环机洗10～30分钟，冷开水循环至洗出液清亮备用）→洗手→记录。

【评价】

1. 洗胃过程中注意观察患者生命体征变化，与患者沟通恰当。

2. 操作方法正确，动作熟练、轻巧，患者安全，食管、胃黏膜无损伤。

3. 患者胃内毒物清除彻底，中毒症状得到缓解。

【注意事项】

1. 呼吸心跳骤停者，应先复苏，后洗胃。

2. 洗胃前应检查生命体征，如有呼吸道分泌物多或缺氧，应先吸痰，再插管洗胃。

3. 插管时动作要轻快，切勿损伤患者食管或误入气管。

4. 中毒物质不明时，应抽取胃内容物送检。洗胃液可暂时用温开水、等渗盐水，待毒物性质明确后再选用拮抗药洗胃。急性中毒患者意识清醒能配合者，应迅速采用口服催吐法。

5. 在洗胃过程中，密切观察患者生命体征有无异常情况、洗胃液的进出量是否一致，如患者出现腹痛、流出血性液体或有虚脱表现时，应立即停止洗胃，并告知医生进行处理。

6. 务必证实胃管在胃内方可洗胃，每次灌入量不得超过500ml，注意记录洗胃液的名称和量，洗出液的量、颜色、气味等。

7. 注意检查洗胃机各管道衔接是否正确、紧密，运转是否正常，勿使水流至按键开关内，以免破坏机器。用毕要及时清洗消毒洗胃机，避免污物堵塞管道影响机器性能，预防交叉感染。

【理论提问】

1. 洗胃的目的是什么？

答：①通过洗胃抢救中毒患者，清除胃内容物，减少毒素吸收，利用不同的灌洗液中和解毒。②减轻胃黏膜水肿，预防感染。③手术或某些检查前准备。

2. 洗胃的禁忌证有哪些？

答：强腐蚀性毒物中毒（如强酸、强碱）、肝硬化伴食管胃底静脉曲张、胸主动脉瘤、近期内有上消化道出血及胃穿孔的患者禁忌洗胃，上消化道溃疡、癌症患者不宜洗胃。

【评分标准】

见表 6 - 7 - 1。

表 6 - 7 - 1　电动吸引器洗胃操作评分标准

项目	技术操作要求	分值	扣分及原因	实际得分
准备质量标准（20分）	评估患者：病情、意识状态、瞳孔，口及鼻腔黏膜有无损伤、炎症，有无活动义齿，有无禁忌证	4		
	患者中毒时间、途径，毒物的种类、性质、量，是否呕吐	4		
	患者的心理状态、合作程度与病史	3		
	护士：仪表端庄，着装整洁，动作迅速，洗手，戴口罩	2		

续表

项目	技术操作要求	分值	扣分及原因	实际得分
准备质量标准（20分）	物品：胃管，50ml注射器，输液器，弯盘，止血钳，液体石蜡油，灌食器，纱布2块，胶布，棉签，压舌板，开口器，听诊器，Y型管，调节夹，手电筒，治疗巾，橡胶手套，负压吸引器，输液架，洗胃液（36~38℃）1000~3000ml，污水桶，隔离衣，标本容器，放置合理	4		
	环境：清洁、安全，空气流通	2		
	体位：轻患者取坐位或半卧位，头偏向一侧，中毒较重的患者取左侧卧位。昏迷患者取去枕仰卧位，头偏向一侧	1		
操作流程质量标准（60分）	核对床号、姓名、洗胃液名称	4		
	调整患者体位，保暖	2		
	连接相应液管（进液口液管放入洗胃液容器中，排液口液管放入废液容器中）	5		
	连接电源，打开总开关，试运转洗胃设备	3		
	患者颌下、胸前铺治疗巾	1		
	戴手套、清洁鼻腔（从口腔插管者需检查及取下活动义齿）	3		
	测量插管长度（成人45~55cm，婴儿14~18cm）做好标记	4		
	润滑胃管前端，自鼻腔或口腔插管	4		
	证实胃管在胃内，妥善固定	4		
	置患者于左侧卧位，开机洗胃	4		
	洗胃过程中注意观察洗出液的性质、颜色、气味、量，患者的面色、脉搏、呼吸、血压变化及腹部情况	10		
	洗胃完毕，关机，分离胃管，拔管	5		
	协助患者漱口、擦净面部污物，整理用物，脱手套	3		
	调整患者体位，交代注意事项	4		
	清理洗胃机，记录	4		

续表

项目	技术操作要求	分值	扣分及原因	实际得分
终末质量标准（20分）	操作方法正确，动作熟练、轻柔，食管、胃黏膜无损伤	4		
	执行查对制度	4		
	语言沟通恰当，注意保护患者隐私	4		
	选择胃管适宜，插管受阻时处置正确	3		
	洗胃彻底	5		
合计（100分）				

第八节 动脉采血操作流程及评分标准

【评估】

1. 患者的病情、治疗情况，了解患者体温、吸氧情况或者呼吸机参数设置。

2. 意识状态及肢体活动能力。

3. 对动脉血标本采集的认识和合作程度。

4. 穿刺部位的皮肤及血管状况。

5. 了解患者有无通过血液传播的传染病。

6. 了解患者有无进食热饮。

【准备】

1. 护士 着装整齐，仪表端庄，洗手、戴口罩。

2. 物品 治疗车上层：检验单及检验条码，护理记录单，记录笔，治疗盘，棉签，安尔碘，污物缸，排液缸，一次性动脉血气针（带有针头的血气针筒，内含50U锂锌平衡肝素，塑胶软塞、鲁尔封堵帽）或注射器、肝素液、快速手消毒液，必要时备无菌手套（若使用普通注射器，需要备弯盘、注射器、肝素液、砂轮、橡胶塞）。

治疗车下层：生活垃圾桶、医用垃圾桶、锐器回收盒。

3. 环境　安静、安全、整洁、光线适宜。必要时用屏风或围帘遮挡患者。

4. 体位　取舒适的体位。

【方法】

处理医嘱，打印检验条形码标签，双人核对→携用物至床旁→核对床号、姓名及手腕带、检查项目→解释采集的目的、方法、配合要点→协助患者安置舒适体位→暴露穿刺部位→选择穿刺点（桡动脉、肱动脉、足背动脉、股动脉）动脉搏动最明显处→手消。

1. 动脉血气针采血　再次核对→取出并检查动脉血气针→（选择使用方法：①预设置方法；②抽吸式方法）→将针头保护帽插入塑胶软塞中空部分→消毒穿刺部位皮肤>5cm，待干→再次核对→再次消毒穿刺部位皮肤→消毒术者左手示指和中指（血液传染病患者戴手套）→确定动脉走向后在动脉搏动最明显处固定动脉于两指间→右手持注射器垂直或与动脉呈40°角迅速刺入→见有鲜红色回血，固定血气针，取血标本至所需量→拔针，按压穿刺点（垂直加压按压5~10分钟）→立即将针头插入保护帽内→针尖朝下轻压活塞杆以排除针筒内残余空气→逆时针方向旋转分离针筒与针头→迅速套上鲁尔封堵帽，针头部位朝上将针筒在2个手掌间轻轻搓动20~30秒→再次核对，贴检验条形码标签→评估（穿刺点周围有无渗血及皮下血肿）→协助患者取舒适卧位，交代注意事项→整理床单元→手消→记录→处理用物→标本连同检验单立即送检。

注释：动脉血气针使用方法：①预设置方法，将活塞杆推到针筒底端，再将活塞杆设置到所需的血样量位置，常规消毒，穿刺成功后，血液会自动流入针筒。②抽吸式方法：将活塞杆推到针筒底端，常规消毒，穿刺成功后，抽吸活塞杆直到所需的血量位置。

2. 普通注射器采血　再次核对→取出注射器抽吸肝素液0.5ml湿润管壁、弃余液→消毒穿刺部位皮肤＞5cm→消毒术者左手示指和中指（血液传染病患者戴手套）→再次核对→确定动脉走向后，在动脉搏动最明显处固定动脉于两指间→右手持注射器垂直或与动脉呈40°角迅速刺入→见有鲜红色回血，固定注射器→回抽血液至所需量→拔针，按压穿刺点（垂直加压按压5~10分钟）→针尖朝上排尽注射器内空气，针头斜面刺入软木塞或橡皮塞→将针筒在2个手掌间轻轻搓动20~30秒→再次核对，贴检验条形码标签→评估（穿刺点周围有无渗血及皮下血肿）→协助患者取舒适卧位，交代注意事项→整理床单元→手消→记录→处理用物→标本连同检验单立即送检。

【评价】

1. 患者及家属能够知晓护士告知的事项。
2. 准确执行无菌技术操作和查对制度。
3. 采集血液为动脉血，采集方法、送检时间符合要求。
4. 操作规范、熟练、轻巧。
5. 护患沟通良好，积极配合。

【注意事项】

1. 严格执行查对制度和无菌操作原则。
2. 桡动脉穿刺点为前臂掌侧腕关节上2cm动脉搏动明显处，40°角进针；股动脉穿刺点在腹股沟股动脉搏动明显处，垂直进针，穿刺时，患者取仰卧位，下肢伸直略外展外旋，以充分暴露穿刺部位。新生儿宜选择桡动脉穿刺，因股动脉穿刺垂直进针时易伤及髋关节。
3. 拔针后局部用无菌棉签按压5~10分钟，以免出血或形成血肿。

4. 血气分析标本必须与空气隔绝，立即送检，不能及时送检的标本应置于冰水中保存，最多不超过 2 小时。

5. 有出血倾向者慎用动脉穿刺法采集动脉血标本。

6. 患者在安静舒适状态，避免非静息状态造成的误差。

【理论提问】

1. 动脉血标本采集的目的？

答：采集动脉血标本，做血气分析。

2. 动脉血标本采集的部位？

答：桡动脉、肱动脉、股动脉、足背动脉。

3. 动脉采血拔针后局部按压多长时间？

答：应加压止血 5～10 分钟，避免出血或形成血肿。

4. 列举影响动脉血检查结果的因素有哪些？

答：吸氧状况下、存放时间长、标本内含有气泡、正在输入脂肪乳、标本内肝素液过多。饮热水、洗澡、运动需休息 30 分钟后再采血。

5. 新生儿动脉采血应避免选择什么动脉进行穿刺？

答：应避免股动脉，因股动脉穿刺垂直进针时易伤及髋关节。

6. 动脉穿刺抽血法操作并发症？

答：感染、皮下血肿、筋膜间隔综合征及桡神经损伤。

【评分标准】

见表 6-8-1。

表6-8-1 动脉血标本采集技术操作评分标准

项目	技术操作要求	分值	扣分原因	实际扣分
准备质量标准（20分）	评估： 1. 病情，治疗情况，意识状况，肢体活动能力 2. 对动脉血标本采集的认知和合作程度 3. 穿刺部位的皮肤及动脉搏动情况 4. 患者体温、吸氧状况或呼吸机参数的设置 5. 患者有无血液性传染病 护士：衣帽整洁，洗手，戴口罩 物品：准备齐全、放置合理 环境：清洁、安全、光线适宜 体位：平卧位	2 2 4 2 2 2 2 2 2		
操作流程质量标准（60分）	1. 核对床号、姓名、检验项目 2. 向患者解释采血目的、方法、配合要点 3. 协助舒适体位，暴露穿刺部位 4. 消毒皮肤方法准确 5. 检查血气针（注射器取肝素液方法正确） 6. 消毒术者左手示指和中指或戴手套 7. 再次核对 8. 动脉搏动最明显处固定动脉于两指间 9. 垂直或与动脉呈40°角穿刺 10. 采集方法正确 11. 按压方法正确 12. 标本与空气隔绝方法正确 13. 正确处理血标本 14. 再次核对、贴标签 15. 协助患者取舒适卧位 16. 标本及时送检 17. 物品用后处理正确 18. 洗手，记录	5 3 3 3 3 3 5 5 3 3 3 5 3 3 2 2 3 3		

续表

项目	技术操作要求	分值	扣分原因	实际扣分
终末质量标准（20分）	1. 准确执行无菌技术操作和查对制度	4		
	2. 操作规范、熟练，有计划性、条理性	4		
	3. 采集血液为动脉血	5		
	4. 与患者沟通有效，患者感到安全，能配合操作	2		
	5. 理论回答正确	5		
总分100分		100		

第九节　呼吸机操作流程及评分标准

【方法】

处理医嘱，核对床号、姓名，评估患者，清醒患者做好解释→携用物至患者床旁→再次核对床号、姓名→连接电源、供氧管道、压缩空气管道并对仪器进行评估→湿化瓶加蒸馏水至所需刻度→选择通气模式：控制或辅助→设置呼吸机参数→设置呼吸机报警参数→连接模拟肺，观察气囊充气放气情况→协助患者取仰卧位，清除气道分泌物→取下模拟肺→将送气管末端与患者面罩或气管插管、气管套管紧密连接好，机械通气开始→听诊双肺呼吸音是否对称，查看患者胸廓起伏是否良好，检查氧气、管道、套囊有无漏气→当患者恢复到停机标准时，应准备停机→依次取下与患者连接的送气管道→关闭呼吸机开关，空气压缩机开关、氧气开关，切断电源→将管路依次拆下送供应室消毒备用。

【注意事项】

1. 严格无菌操作。各管道连接紧密，严防松动、漏气或脱落。

2. 呼吸机的湿化器必须使用纯净水或蒸馏水,每1~2天换水一次。

3. 参数调节

(1) 吸氧浓度 (FiO$_2$):常规术后为45%,发绀型先天性心脏病术后为60%,可视病情需要加以调节。吸痰前后应给予纯氧吸入(2分钟左右)。

(2) 潮气量 (VT):容量控制或SIMV时VT=体重×(8~12)ml/儿童5~6ml。压力控制或定型时,调节吸气压力(PiP)10~20cmH$_2$O,以达到上述的VT值。

4. 报警参数

(1) 气道压力 (Paw):上限40cmH$_2$O,下限5~15cmH$_2$O(>PEEP),特殊情况可增至50cmH$_2$O。

(2) 低潮气量:相当于设置潮气量的60%(每分通气量相同)。

(3) 触发灵敏度:根据选择呼气方式调整,所有模式均为-2 cmH$_2$O。

5. 并发症有通气不足或通气过度、气压伤、肺不张、呼吸机依赖、获得性院内感染。

6. 停机标准

(1) 患者清醒且握手有力。

(2) 循环稳定,无严重心律紊乱。

(3) 自主呼吸有力,潮气量>5ml/kg,呼吸频率15~25次/分。

(4) 无肺部并发症,在吸入氧浓度(FiO$_2$)40%,PEEP为5cmH$_2$O的条件下,血气检查正常。

(5) 试停呼吸机观察无依赖呼吸机征象:①每30分钟减少1MV(间歇指令通气)率2次,氧饱和度不低于90%。②观察期间呼吸频率不超过 30 次/分；心率不超过 110 次/分，不出现心律失常，血压无重度升高（>20mmHg），$PaCO_2$ 无急剧升高，pH 不低于 7.30。

7. 禁忌证：机械通气治疗无绝对的禁忌证。正压通气的相对禁忌证为：①肺大疱；②未经引流的张力性气胸或纵隔气肿；③大咯血或严重误吸引起的窒息；④急性心肌梗死。

【评分标准】

见表 6-9-1。

表 6-9-1 呼吸机应用操作评分标准

程序	规范项目	分值	评分标准	扣分	得分
操作前准备（10分）	仪表端庄，着装整洁，洗手	2	衣、帽、口罩、鞋不整洁各扣1分，不洗手扣1分		
	操作前评估：评估患者生命体征、体重、呼吸、血气，是否有使用呼吸机的指征，适应证、相对禁忌证；评估呼吸机性能是否良好	4	未评估扣4分，评估不全一处扣1分		
	准备用物：呼吸机、供氧装置、螺纹管、集水器、"Y"型管、直角接头、加温湿化装置、模拟肺、灭菌注射用水、简易呼吸器、听诊器，必要时准备减压表	4	一项不符合要求扣1分		
操作流程（70分）	患者安全与舒适：核对医嘱、床号、姓名，做好解释，保持呼吸道通畅，必要时清理呼吸道分泌物	10	一处不符合要求扣1分		
	装呼吸机：①湿化器加水；②连接呼吸机管道至相应接口；③固定呼吸机管道；④设置湿化器温度	15	一处不符合要求扣2分		

续表

程序	规范项目	分值	评分标准	扣分	得分
操作流程（70分）	呼吸机连接压缩空气、氧气、电源，打开主机，呼吸机开始自检，进行安全性能及氧电池、窒息通气检测，自检完毕	10	一处不符合要求扣2分		
	根据医嘱设置参数：①连接呼吸模式；②潮气量（或每分钟通气量）及波形；③氧浓度、呼吸比、呼吸频率、灵敏度等；④调整各报警上下限值	15	一处不符合要求扣2分		
	接模拟肺检测呼吸机运行情况，双人核对	5	一处不符合要求扣2分		
	连接患者，观察呼吸机运行情况	10	一处不符合要求扣2分		
	评估患者情况，根据结果再次调整参数，洗手，记录	5	一处不符合要求扣2分		
观察及注意事项（20分）	操作后评估：①管道连接有无错误；②检查呼吸机有无漏气；③检查有无报警，运行是否正常；④评估患者：胸廓起伏均衡，听诊双肺呼吸音对称；缺氧症状改善情况，血气分析情况	4	未评估扣4分，评估不全一处扣1分		
	用后物品处置符合消毒技术规范	3	不符合规范酌情扣1~3分		
	终末质量：操作熟练，动作连贯。迅速、有条不紊地进行抢救。全程10分钟，其中准备用物1分钟，操作过程6分钟，回答问题3分钟	3	顺序颠倒一次扣1分，不符合全过程要求酌情扣1~3分 时间每超过30秒扣1分，超过5分钟停止操作		

续表

程序	规范项目	分值	评分标准	扣分	得分
观察及注意事项（20分）	提问目的、注意事项 目的： 用于大手术后的支持治疗；对低氧血症或呼吸衰竭患者给予辅助呼吸或控制呼吸，改善通气和换气功能，提供足够氧气 注意事项： 1. 根据病情需要选择合适的呼吸机类型，掌握呼吸机操作规程 2. 使用呼吸机期间严密观察生命体征，定时监测并记录患者通气后的各项指征及气道湿化效果，根据患者情况调节呼吸机参数，定期进行血气分析 3. 保持气道通畅，及时清理分泌物 4. 妥善固定人工气道，防止移位或意外脱出 5. 严格无菌操作，执行防止呼吸机相关性肺炎措施，及时清除环路内的积水 6. 确保所有呼吸机的报警处于打开状态，根据报警级别适时地查明原因并正确处理，以保证患者安全。 7. 机旁需备简易人工呼吸器，以便呼吸机突然故障或停电时急用。 8. 机器管理与维护。	10	一项内容回答不全或回答错误扣1分		

第十节 血液透析操作流程及评分标准

一、上机操作流程

1. 目的
(1) 排除体内毒素。
(2) 清除体内多余水分。
(3) 纠正电解质及酸碱平衡紊乱。
2. 用物 治疗车、治疗盘、穿刺包、透析器、生理盐水、肝素、手套、胶布、创可贴、注射器、碘伏、止血带。
3. 准备过程
(1) 衣帽整齐，规范洗手，戴口罩。
(2) 打开水源开关。
(3) 打开电源开关，准备 A、B 透析液，等待机器自检。
(4) 连接浓缩液。
(5) 检查机器运转是否正常（电导度、温度）。
(6) 核对通知单患者姓名。
(7) 检查管路及透析器是否完好无损。
(8) 检查透析器消毒日期。
(9) 正确安装管路、透析器至透析装置上。
(10) 生理盐水预冲血液回路、动脉端、动脉壶、透析器、静脉壶并排气。
4. 操作过程
(1) 检查机器是否处于备用状态。
(2) 检查患者的血管通路，评估穿刺部位皮肤及血管，手消毒，戴手套，放止血带。
(3) 准备胶布（5条）。

（4）消毒：以进针点为中心，螺旋形消毒5cm（2遍）。

（5）检查穿刺针及小帽是否拧紧。

（6）扎止血带或叮嘱患者握拳。

（7）穿刺方法：左手绷紧皮肤，右手刺针，针头与皮肤呈15°~30°。

（8）穿刺要求：A针距瘘口≥5cm；AV针间距10cm；不定点穿刺（距老针眼≥1cm）。

（9）用胶布固定针头，用灭菌纱布覆盖针眼，正确固定，防止滑脱。

（10）调整各治疗参数：血流量、血透时间、超滤总量、肝素量、钠浓度。

（11）连接体外循环：①将A端血路管与A穿刺针连接并拧紧。②启动血泵，血流量50~100ml/min。③调节A、V壶液面。④按需放掉预冲量，关闭V端同时关闭血泵。⑤将V端血路管与V穿刺针连接。启动血泵，透析器的动脉端向上。⑥固定动静脉血路管。

（12）再次检查各项设定值，穿刺部位无渗血，固定方法正确，血液回路通畅，拧紧各个连接口。经第二人核对无误，确认透析开始。

（13）测量患者血压、脉搏无异常，登记在透析记录单上。

（14）透析过程中每小时测量血压，发现异常立即上报医生，随时对症处理。遇故障及时排除。保证透析顺利进行，除水准确无误。

二、下机操作流程

1. 目的　将体外循环血液回输患者体内。

2. 用物　压力绷带、止血小球或纱布、生理盐水250ml、止血钳。

3. 准备

（1）洗手。

（2）戴口罩、帽子。

（3）准备用物齐全，查对。

4. 操作过程

（1）携用品至患者床边。

（2）检查各治疗参数是否完成，无特殊治疗可以回血。

（3）检查挂于输液架上的生理盐水。

（4）将血流量调至 50~100ml/min 开始回血。

（5）关血泵，夹紧泵前管，使旁路盐水缓缓流入动脉侧，管内血液冲净后夹紧穿刺针管。

（6）打开泵前夹，开血泵，血流量 50~100ml/min，用生理盐水冲洗动脉壶、透析器、静脉壶，冲净血后，夹紧动脉穿刺针管。穿刺点贴创可贴，压迫，拔针，固定。

（7）按亮【旁通】键，将透析液插座复位至透析机上。

（8）卸下血液回路和透析器，并送至复用间。

（9）拔掉浓缩液吸管，插回透析装置上的 A、B 液接口，开始自动冲洗，消毒透析装置。

（10）完整填写血透记录并做好血透小结。

三、上机前准备

见图 6-10-1。

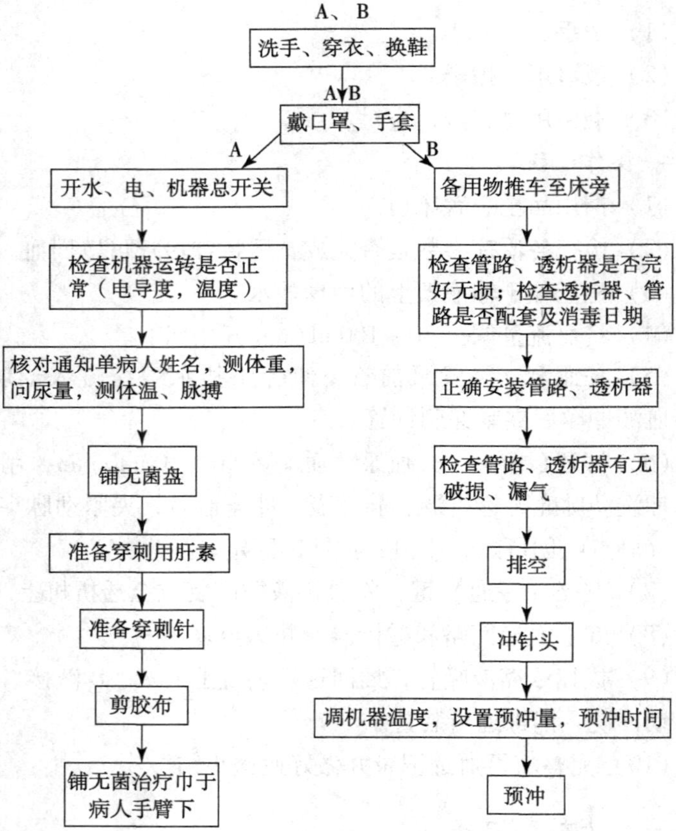

A、B
洗手、穿衣、换鞋
A B
戴口罩、手套
A
B
开水、电、机器总开关
检查机器运转是否正常（电导度，温度）
核对通知单病人姓名，测体重，问尿量，测体温、脉搏
铺无菌盘
准备穿刺用肝素
准备穿刺针
剪胶布
铺无菌治疗巾于病人手臂下
备用物推车至床旁
检查管路、透析器是否完好无损；检查透析器、管路是否配套及消毒日期
正确安装管路、透析器
检查管路、透析器有无破损、漏气
排空
冲针头
调机器温度，设置预冲量，预冲时间
预冲

图 6-10-1　透析前准备

四、上机（图 6-10-2）

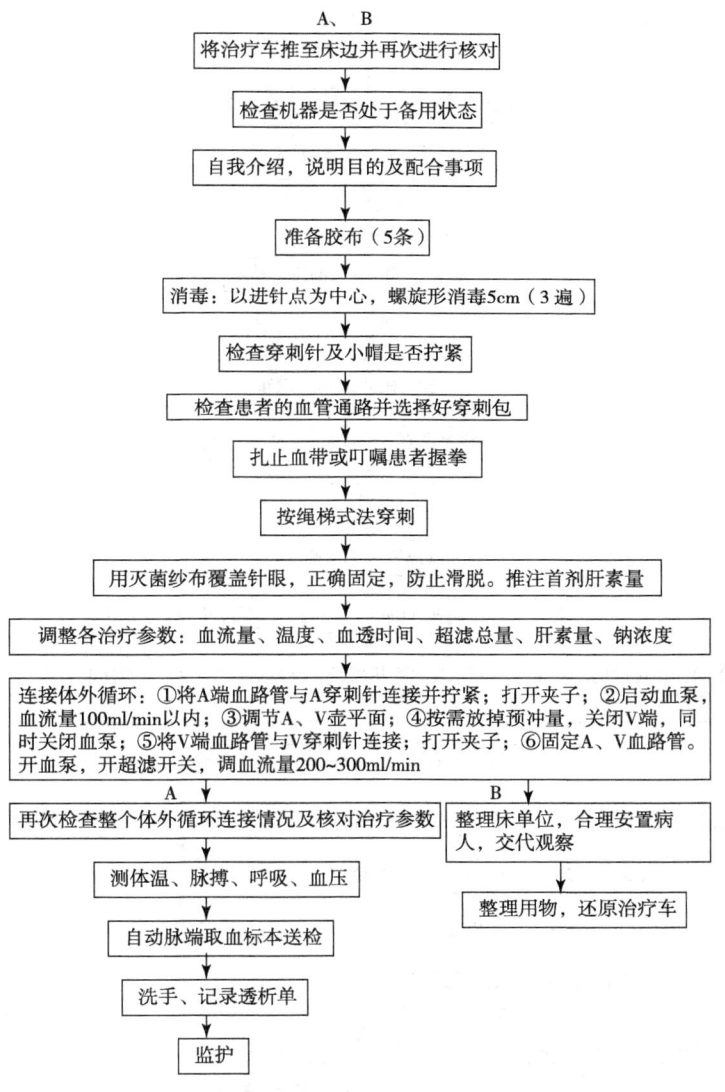

图 6-10-2 上透析机流程

五、下机（图6-10-3）

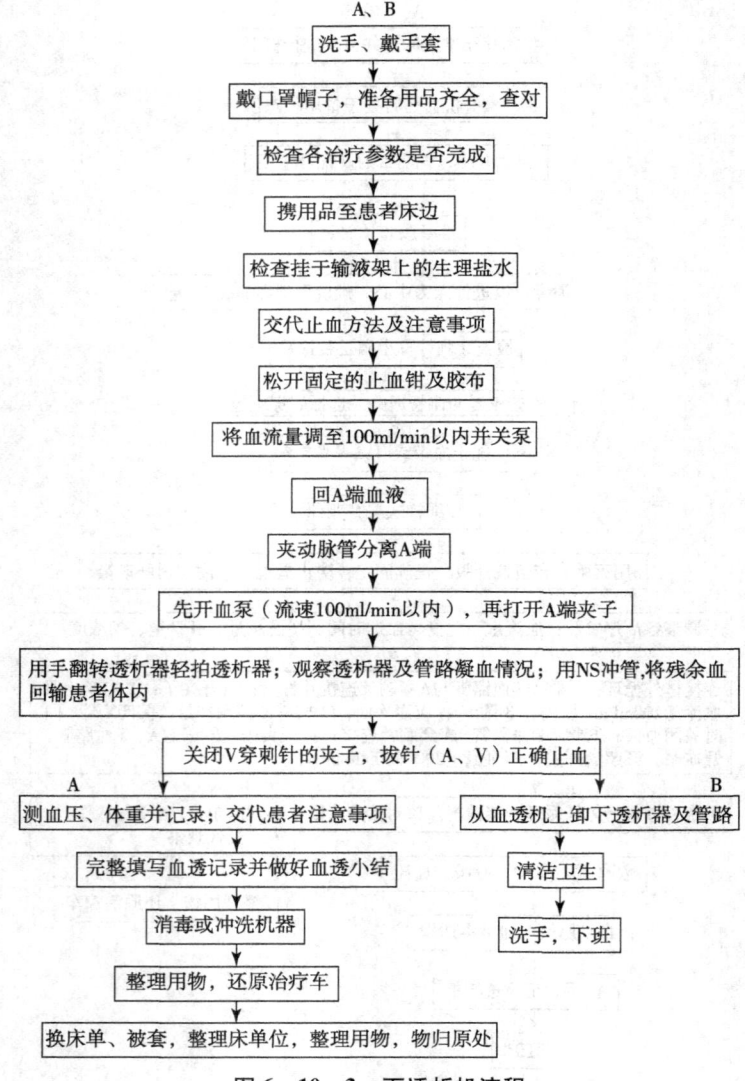

图6-10-3 下透析机流程

第六章 常见急救操作技术的配合及护理

【评分标准】

见表 6-10-1。

表 6-10-1 血液透析预冲上机操作评分标准

项目	操作流程与标准	分值	评分细则	扣分
仪表	着装整洁，洗手，戴口罩、手套	2	衣帽不整洁扣 2 分，未戴口罩扣 1 分	
评估	1. 评估环境：整洁安静、减少人员流动 2. 评估患者的生命体征、意识状态，了解患者的体重 3. 了解患者的抗凝剂使用情况，有无活动性出血疾病 4. 评估患者内瘘是否有震颤音，局部有无红肿、硬结、渗血及静脉的情况	10	评估不全面少一项扣 2 分，未评估不得分	
操作前准备	1. 用物：血液透析器、血液透析管路、穿刺针、无菌治疗巾、生理盐水（1000~2000ml）、皮肤消毒液、棉签、止血带、胶布、一次性手套、透析液等 2. 用物准备 3 分钟	5 2	1 项不符合要求扣 1 分，缺 1 项扣 1 分 超时 1 分钟扣 2 分	
操作流程	1. 开机通过自检 2. 携带用物至床旁，核对床号、姓名。向患者解释操作目的及方法，取得合作 3. 血液透析器和管路安装 （1）检查血液透析器及管路有无破损，外包装是否完好 （2）查看有效日期、型号 （3）安装透析器于支架上，静脉端向上 （4）安装管路，按照体外循环的血流方向依次安装 （5）按无菌原则连接预冲液与血路管动脉端接头	2 4 3 2 3 5 2	未检查扣 1 分 漏 1 项扣 1 分，未查对扣 2 分，未解释扣 2 分 未核对扣 3 分 未查对扣 2 分 透析器放置方向错误扣 3 分 管路连接错误扣 2 分 连接顺序错误扣 1 分	

续表

项目	操作流程与标准	分值	评分细则	扣分
操作流程	4. 密闭式预冲 （1）启动透析机血泵100ml/min，用生理盐水先排净透析管路和透析器血室（膜内）气体。生理盐水流向为动脉端→透析器→静脉端，不得逆向预冲	5	冲洗有遗漏一处扣3分	
	（2）将泵速调至200~300ml/min，连接透析液接头与透析器旁路，排净透析器透析液室（膜外）气体	5	数值设定错误一项扣3分	
	（3）冲洗完毕后根据医嘱设置患者治疗参数，检查各管道连接是否紧密	5	时间设定错误扣3分	
	5. 建立体外循环（上机），连接患者开始治疗 （1）核对患者信息与血管通路，检查血管通路有无红肿、渗血、硬结，摸清血管走向和搏动	5	未打开输液侧管扣3分，未查对扣2分	
	（2）选择穿刺点，用碘伏消毒穿刺部位，消毒范围≥8cm×8cm	5	消毒范围不准确扣5分	
	（3）根据血管粗细和血流量选择穿刺针。先穿刺静脉后动脉；动脉穿刺点距内瘘口3cm；动静脉相距10cm。采用阶梯式或纽扣式的方式以合适的角度穿刺	5	一处不符合要求扣3分	
	（4）连接血路管动脉端与动脉端穿刺针，设置血泵流速50~100ml/min	5	连接顺序错误扣5分	
	（5）待血液流至血路管的静脉壶时连接血路管静脉端与静脉端穿刺针	3	连接顺序错误扣3分	
	（6）妥善固定血路管，协助患者取舒适体位	2	一处不符合要求扣2分	
	（7）测量血压，查对机器各参数，并记录	2	一处不符合要求扣2分	
	（8）向患者交代注意事项	2	未交代或交代不清扣2分	
	（9）按《医疗废物管理条例》《消毒技术规范》处理医用垃圾	2	未按要求分类处置扣2分	
	（10）护士洗手或用快速手消毒液消毒双手	2	未洗手扣2分	

续表

项目	操作流程与标准	分值	评分细则	扣分
评价	1. 操作熟练，严格查对制度，做好记录	3	查对不规范扣3分	
	2. 与患者沟通有效（操作中实施"五声化"温馨服务）	3	未按要求实施"五声化"温馨服务一处扣1分	
	3. 无菌观念强	3	污染3次以上不得分	
	4. 爱护体贴患者，在规定时间内完成操作	3	操作不熟练扣2分，爱伤观念不强扣1分	

第十一节 深静脉置管操作流程及评分标准

一、颈内静脉穿刺术

【部位】

颈总动脉外侧。

【准备工作】

治疗盘内放皮肤消毒剂、棉签、无菌注射器针头、无菌手套、各种试管。若行颈静脉内插管术，应备穿刺套管针、硅胶管、无菌巾、孔巾、输液装置、2%普鲁卡因。

【操作方法】

1. 患者取仰卧位。如需穿刺后插管，则选用右侧颈内静脉为宜。患者头偏向左侧，头后仰，肩下垫一小枕，显露胸锁乳突肌。该肌的锁骨头内缘与乳突连线的外侧即颈内静脉的位置。

2. 局部皮肤以碘酊、酒精消毒，待干。

3. 术者戴无菌手套。如需插管应铺无菌巾。穿刺点用2%普鲁卡因溶液麻醉。

4. 穿刺点的选择及穿刺方法：常用穿刺点为颈部中段处。

（1）颈部中段穿刺：右手持注射器，在颈部中段穿刺点上，将针尖刺入皮肤，穿过胸锁乳突肌，与皮肤呈30°～40°刺入颈内静脉，即可见回血。如系套管针，刺入后即可取出针芯，放入硅胶管。

（2）颈部下段穿刺：穿刺点在胸锁乳突肌胸骨头、锁骨头和锁骨三者形成的三角区之顶部。穿刺针与皮肤呈30°～40°，向尾端外侧方向，在锁骨后沿第1肋骨前端的内缘向下渐进。

二、锁骨下静脉穿刺术

【部位】

锁骨中点下缘1cm处为穿刺点，可用甲紫做标志。

【准备工作】

治疗盘内放皮肤消毒剂，棉签，5ml无菌注射器2副，6～7号针头或9号针头各1个，锁骨下穿刺针1个，镊子1～2把，纱布、小孔巾与三通管各1件，无菌塑料管，无菌手套，1%～2%普鲁卡因，0.9%氯化钠注射液，输液装置。

【操作方法】

1. 患者取仰卧位，穿刺侧肩下垫一小枕，头转向对侧。穿刺侧之肩部略上提、外展，使上臂三角肌膨出部变平，以利穿刺。也可将床尾抬高，以利穿刺时血液回流，避免空气进入静脉发生气栓。

2. 以穿刺点为中心，用碘酊、酒精严格消毒，皮肤消毒范围大于孔巾口。术者穿无菌衣、戴无菌手套。

3. 用5ml注射器吸取0.9%氯化钠注射液5ml，排净空气。

4. 选好穿刺点，局麻后进针。针尖指向锁骨与第1肋骨的间隙为准，紧贴锁骨背面缓缓刺入。当刺入3～4cm后有穿透感,继续进针,当有第二次减压穿透感时抽动活塞,如有静脉血流入注射器,说明已刺入锁骨下静脉。从皮肤至锁骨下静脉,成人4~7cm,儿童1~3cm。

5. 穿刺针再稍推进后,术者右手取下注射器,左手拇指堵住针口,嘱患者暂时屏住呼吸,把充有0.9%氯化钠注射液的硅胶管插入。成人一般插入10~15cm,儿童5~10cm,导管可达右心房入口处,然后固定导管,慢慢退出穿刺针。

6. 插入导管后再次证明回血通畅后,局部覆盖无菌纱布,调节流速,并协助患者卧于舒适体位。

【问答】

1. 颈内静脉穿刺时应注意哪些事项?

答:(1)严格执行无菌操作规程。

(2)准确选择穿刺点,掌握好穿刺针的方向,避免发生并发症,如气胸、血胸、血肿、气栓、神经损伤、感染等。

(3)防止误伤颈动脉。万一误伤,应立即拔针,并压迫止血。

(4)颈部下段穿刺易损伤颈前静脉及穿破胸膜,故少用为妥。

(5)插管术后,应观察有无渗液渗血,可将导管稍稍移出一些,以免导管回旋于血管内引起液体反流。用消毒敷料局部压迫3~5分钟以防血肿。穿刺每天更换敷料1次。每次输液结束后,将导管末端针头用无菌纱布包裹扎紧,防止空气进入,固定好备用,对凝血机制障碍、肺气肿、剧烈咳嗽者,不宜行颈静脉穿刺。

2. 锁骨下静脉穿刺时应注意哪些事项?

答:(1)准确掌握适应证,严格执行无菌操作。

(2)尽量选右侧穿刺,准确选好穿刺点,掌握好穿刺的进针方向,以防发生并发症,如气胸、血胸、气栓、神经损伤、感染等。

(3) 更换接头、注射器和插管时，均应在患者呼吸后屏气状态下进行，以免吸入空气，发生气栓。

(4) 胶管与玻璃接头连接处紧密，或用线扎紧，以免漏气。锁骨下静脉压力较低，为 $0 \sim 0.588 kPa$，吸气时可为负压，因此在输液过程中绝对不能使输液瓶滴空，并应使一段输液管低于患者心脏水平。

【评分标准】

见表6-11-1。

表6-11-1 深静脉置管评分标准

项目	操作要求	分值	扣分	得分
判断	口述（适应证、禁忌证）	5		
器具准备	现场准备，少一件扣1分（治疗车、深静脉穿刺包、无菌单、手术衣、口罩、帽子、消毒液、肝素盐水、利多卡因、无菌敷料）	10		
摆放患者体位	按穿刺部位摆放患者正确体位，医生站位正确	5		
消毒隔离	正确穿戴手术衣、口罩、帽子、手套，无菌观念强	5		
	消毒范围适宜，铺巾正确	5		
局部麻醉	局麻方式、范围适宜，局麻药物用量适宜，局麻效果满意	10		
静脉穿刺	对深静脉解剖位置熟悉，穿刺点选择正确	5		
	手持穿刺针方式正确，穿刺角度、方向正确，穿刺方法正确，动作娴熟	20		
置入导丝	确定穿刺深静脉成功，置入引导丝深度适宜	5		
扩张皮下组织	拔出穿刺针，沿引导丝扩张皮下组织	5		

续表

项目	操作要求	分值	扣分	得分
置入导管	沿引导丝置入深静脉导管，置入深度适宜，置管后拔出引导丝	10		
肝素盐水封管	再次确认导管在深静脉内，用肝素盐水封管	5		
外固定导管	缝合固定深静脉导管，盖无菌敷料	5		
穿刺后处置	穿刺后患者体位摆放正确，穿刺物品归位正确，锐器处理正确	5		
合计		100		

第十二节 止血、包扎、固定操作流程及评分标准

一、止血技术操作规程

【评估】

1. 评估环境是否安全，危重伤员应观察复苏是否有效等情况。

2. 正确评估需要止血伤口的局部情况，确定止血方法，正确选择用物。

3. 了解伤员心理状况。

【准备】

1. 护士 具有争分夺秒的急救意识，具备组织急救和指导伤员自救、互救能力。

2. 物品

（1）制式材料：三角巾、无菌敷料、止血带（橡皮止血带、卡式止血带、充气止血带等）、绷带、标示卡、绞棒等。

（2）就便材料：围巾、布条、领带、筷子、树枝等。

3. 环境　安全

4. 体位　根据伤员受伤部位给予不同的体位。

【方法】

（一）指压法止血技术操作

适用于中等或较大动脉的出血，以及较大范围的静脉和毛细血管出血。创伤急救中常用于临时止血。

头面部指压止血技术操作流程：评估伤员伤情是否适宜操作→伤员取坐位（病情允许）→正确判断头面部出血部位→选择指压血管，做指压点定位和压迫。

头顶部出血→颞浅动脉→压迫同侧耳屏前方颧弓根部搏动点→将动脉压向颞骨颜面出血→面动脉→压迫同侧下颌骨前缘约3cm凹陷处搏动点→将动脉压向下颌骨；

头颈部出血→颈总动脉→拇指或其他四指压迫同侧气管外侧与胸锁乳突肌前缘中点之间强搏动点→用力压向第5颈椎横突处；

头后部出血→枕动脉→压迫同侧耳后乳突下稍后方搏动点→将动脉压向乳突→快速临时阻断血流→观察并记录止血效果。

（二）加压包扎止血技术操作

适用于小动脉，中、小静脉或毛细血管的出血。

1. 直接压迫止血法技术操作流程　评估伤员伤情是否适宜操作→取卧位或坐位→抬高伤肢→检查伤口出血情况及有无异物或骨折→无异物或骨折→取大于伤口3cm的敷料覆盖→手指并拢，压迫出血部位5~15分钟→出血停止后在原位加盖另一块敷料（切记不要除去第一块纱布，否则可能会引起再次出血）→绷带或三角巾包扎→力度适中→观察肢端末梢循环情况并记录。

2. 间接压迫止血法技术操作流程　评估伤员伤情是否适宜操作→伤员取坐位或卧位→抬高伤肢→检查伤口出血情况及有无异物或骨折→有异物→妥善固定异物→用绷带卷或棉垫置于异物两侧保护异物→绷带加压包扎（包扎时注意固定伤口内异物）→观察肢端末梢循环情况并记录。

（三）止血带止血技术操作流程

适用于四肢较大动脉的出血，用加压包扎或其他方法不能有效止血而有生命危险时。

1. 前臂橡皮止血带止血法操作流程　评估伤员伤情是否适宜操作→取卧位→抬高伤肢→在伤口近心端，尽量靠近伤口→无菌敷料（棉垫）等为衬垫缠绕肢体→左手拇指、食指、中指持止血带的头端→另一手持长尾端绕肢体1圈后压住头端→再绕肢体1圈→后用左手食指、中指夹住尾端并将尾端从两圈止血带下拉出→使之形成一个活结→压力适当（远端搏动消失、出血停止，止血带最松状态为宜）→做好标识→观察肢端血循环→记录→每隔0.5~1小时放松一次（松解前遵医嘱备好药品和止血用器材等）→止血带松解时用指压法（如肘关节以下出血压迫肘动脉）临时止血，每次2~3分钟→再在稍高的平面上扎止血带，不可在同一平面上反复缚扎→做好标识→做好记录。

2. 上臂绞紧止血法技术操作流程　评估伤员病情是否适宜操作→取卧位→抬高患肢→在伤口近心端，尽量靠近伤口→用无菌敷料（棉垫）等为衬垫缠绕肢体→左手拇指、食指、中指持止血带的头端→另一手持长尾端绕肢体1圈后压住头端→再绕肢体1圈→后用左手食指、中指夹住尾端并将尾端从两圈止血带下拉出→使绷带尾部成为一个活结（活结置于动脉走行背侧）→

将绞棒插入绷带圈内→提起旋转木棒→压力适当（远端搏动消失、出血停止，止血带最松状态为宜）→再将木棒一头插进活结小套内并拉紧固定→做好标识→观察肢端血循环→记录→每隔0.5~1小时放松一次（松解前遵医嘱备好药品和止血用器材等）→放松时用指压法（如膝关节以下出血压迫腘动脉）临时止血，每次2~3分钟→再在稍高的平面上扎止血带，不可在同一平面上反复缚扎→做好标识→做好记录。

3. 小腿部卡式止血带止血技术操作流程　评估伤员病情是否适宜操作→取卧位→抬高患肢→在伤口近心端，尽量靠近伤口→用无菌敷料（棉垫）等为衬垫缠绕肢体→将卡扣止血带松紧带缠绕肢体1圈→把插入式自动锁卡插进活动锁紧开关内→一手按住活动锁紧开关→另一手紧拉松紧带→压力适当（远端搏动消失、出血停止，止血带最松状态为宜）→做好标识→观察肢端血循环→记录→每隔0.5~1小时放松一次（松解前遵医嘱备好药品和止血用器材等）→放松时用指压法（如膝关节以下出血压迫腘动脉）临时止血，每次2~3分钟→再在稍高的平面上扎止血带，不可在同一平面上反复缚扎→做好标识→做好记录。

4. 大腿部充气止血带止血技术操作流程　评估伤员病情是否适宜操作→取卧位→抬高患肢→在伤口近心端，尽量靠近伤口→用无菌敷料（棉垫）等为衬垫缠绕肢体→将充气袖带绑在衬垫上→压力均匀充气直至止血为止（上肢250~300mmHg，下肢300~500mmHg），若无压力表时以远端搏动消失、出血停止，止血带最松状态为宜→做好标识→观察肢端血循环→记录→每隔0.5~1小时放松一次（松解前遵医嘱备好药品和止血用器材等）→放松时用指压法（如大腿以下出血压迫股动脉动脉）临时止血，每次2~3分钟→再在稍高的平面上扎止血带，不可在同一平面上反复缚扎→做好标识→做好记录。

【评价】

1. 对环境是否安全、危重伤员复苏是否有效等情况进行评估。
2. 止血方法正确，选择用物符合要求，操作熟练符合要求。
3. 操作过程中注意观察伤员病情变化。
4. 标记及记录观察符合要求。
5. 了解伤员心理状况并给予相应处理。

【注意事项】

1. *指压止血法注意事项*　指压止血法仅用于紧急情况下临时止血，压迫颈总动脉进行头面部止血时一是要避开气管，二是严禁同时压迫两侧颈总动脉，以防大脑缺血缺氧，三是不可高过于环状软骨以免颈动脉窦受压引起血压突然下降。

2. *止血带止血法注意事项*　止血带使用不当可造成神经或软组织损伤、肌肉坏死，甚至危及生命。

（1）部位准确：止血带应当扎在伤口的近心端，并尽量靠近伤口。不强调"标准位置"的限制（以往认为上肢出血应扎在上臂的上1/3处，下肢应扎在大腿根部），也不受前臂和小腿的"成对骨骼"的限制。

（2）压力适当：止血带的标准压力为上肢250~300mmHg，下肢300~500mmHg，无压力表时以刚达到远端动脉搏动消失、出血停止，止血带最松状态为宜。

（3）下加衬垫：止血带不能直接扎在皮肤上，应先用衬垫垫好再加扎止血带，以防勒伤皮肤。切忌用绳索或铁丝直接扎在皮肤上。

（4）控制时间：上止血带的总时间不应超过5小时（冬天可适当延长），因止血带远端组织缺血缺氧，产生大量组胺类毒素，突然松解止血带时，毒素吸收可引起"止血带休克"，甚至急性肾衰竭。若使用止血带总时间超过5小时，而肢体确有挽救希望,应先做深筋膜切开引流,观察肌肉血液循环。时间过长且远端肢体已有坏死征象者,应立即行截肢术。

(5)定时放松:应每隔0.5~1小时放松一次,放松时可用指压法临时止血,每次松开2~3分钟,再在稍高的平面上扎止血带,不可在同一平面上反复缚扎→做好标识→做好记录。

(6)标记明显:上止血带的伤员要在手腕或胸前衣服上做明显标记,注明上止血带时间,以便后续救护人员继续处理。

(7)做好松解准备:松解前要先补充血容量,做好纠正休克和止血用器材的准备。

【评分标准】

见表6-12-1。

表6-12-1 止血技术操作评分标准

项目	技术操作要求	分值	扣分及原因	实际得分
准备质量标准（20分）	评估:环境是否安全,危重伤员应观察复苏是否有效等情况	6		
	正确评估需要止血伤口的局部情况,确定止血方法,正确选择用物			
	评估伤员心理状况			
	护士:具有争分夺秒的急救意识,具备组织急救和指导伤员自救、互救能力	2		
	物品:准备齐全,放置合理	4		
	环境:安全	4		
	体位:根据伤员受伤部位给予相应的体位	4		

续表

项目	技术操作要求	分值	扣分及原因	实际得分
操作流程质量标准（60分）	评估伤员病情是否适宜操作	5		
	伤员体位适宜，抬高患肢	4		
	在伤口近心端，尽量靠近伤口处用无菌敷料（棉垫）等为衬垫缠绕肢体	6		
	橡皮止血带、卡式是止血带、充气止血带（选取一项）以及绞紧止血法止血正确	4		
	选择用物符合要求	4		
	操作符合要求	7		
	压力适当（远端动脉搏动消失、出血停止，止血带松紧适宜）	6		
	做好标识	5		
	观察肢端血循环、记录	5		
	每隔0.5~1小时放松一次，放松时用手指压法临时止血，每次2~3分钟，再在稍高的平面上扎止血带	5		
	不可在同一平面上反复缚扎	5		
	松解（备好药品和止血用器材等）并记录	4		
终末质量标准（20分）	止血方法正确，选择用物符合要求，操作熟练符合要求，正确使用就便材料	6		
	标记及记录观察符合要求	4		
	了解伤员心理状况并给予相应处理	4		
	伤员卧位及处理符合要求，正确及时	4		
	操作过程中注意观察伤员伤情变化	2		
总分（100分）		100		

二、包扎技术操作规程

【评估】

1. 评估环境是否安全，伤员复苏止血是否有效等情况。

2. 正确评估需要包扎伤口的部位及伤情（割伤、刺伤、枪伤、挫裂伤等），确定是否清创及包扎方法，正确选择用物。

3. 了解伤员心理状况。

【准备】

1. 护士　具有争分夺秒的急救意识，具备组织急救和指导伤员自救、互救能力。

2. 物品

（1）制式材料：三角巾、无菌敷料（棉垫、纱布）、无菌容器、绷带、标示卡、伤情记录卡等。

（2）就便材料：纱布、围巾、布条、毛巾、手绢、碗等。

3. 环境　安全

4. 体位　根据伤情选择适宜体位。

【方法】

（一）三角巾包扎技术操作

1. 平结（也称外科结或方结）　将三角巾展开→左右手分别持两底角→右手持右侧底角向左手持底角环绕打结→再用左手持左侧底角向右手持底角打结→打结完成。解开时将任意一角缘U型接口一侧拉直，即可迅速解开。

2. 头顶部包扎技术操作流程　适用于头顶部外伤。

取适宜体位→摘去伤员眼镜等饰物→伤口处覆盖无菌敷料→三角巾底边反折→正中置于伤员前额处→顶角经头顶垂于枕后→将两底角经耳上向后扎紧→压住顶角→在枕部交叉→经耳上绕到前额打结固定（避开伤口和骨隆突处）→将顶角向上反折嵌入底边内→松紧度适宜→观察记录。

3. 风帽式包扎技术操作流程　适用于头部多发伤。

分别将三角巾顶角、底边中点打结待用→取适宜体位→伤口处覆盖无菌敷料→将顶角结置于额前→底边结置于枕后→将两底边拉紧并向外反折→交叉包绕下颌部后绕至枕后→在预先做成的底边结上打结→松紧度适宜→观察并记录。

4. 展开式三角巾包扎技术操作流程　适用于胸背部及肩部等处受伤。

取适宜体位→伤口处覆盖无菌敷料（发生气胸伤员应先用凡士林纱布覆盖创面）→将加带三角巾顶角越过伤侧肩部，垂在背部→三角巾底边中央正位于伤部下侧→底边两端围绕躯干在背后打结→顶角上的小带将顶角与底边连接打结→松紧度适宜→打结处垫衬垫→观察并记录。

5. 单肩燕尾巾包扎技术操作流程　适用于肩部受伤。

取适宜体位→将三角巾折成燕尾巾→伤口处覆盖无菌敷料→夹角朝上置于伤侧肩部→燕尾底边包饶上臂上部打结→两角（向后的角大于向前的角并压住前角）分别经胸部和背部拉向对侧→腋前打结→松紧度适宜→打结处垫衬垫→观察并记录。

6. 腹部三角巾包扎技术操作流程　适用于腹部创伤和肠内容物脱出等。

取平卧位→伤口处覆盖无菌敷料（腹腔内容物脱出应覆盖无菌敷料后加盖容器做好保护→将三角巾折成宽带固定无菌容器）→将三角巾顶角朝下，底边横放于上腹部→两底角拉紧于腰部打结→顶角带子经会阴拉至后面，同两底角的余头打结→松紧度适宜→打结处垫衬垫→观察并记录→伤者取平卧屈膝位等待处理。

（二）绷带包扎技术

1. 环形包扎操作流程　适用于四肢粗细均匀部位的包扎。全身其他部位损伤也可采用此法来固定敷料。

伤口处覆盖无菌敷料→左手持绷带头端并将其展平→右手握住绷带卷→由肢体远端向近端做环形缠绕（用力均匀）→固定绷带末端→检查及记录肢端血液循环。

2. 螺旋形包扎操作流程　适用于四肢粗细均匀或粗细不均匀部位的包扎。

伤口处覆盖无菌敷料→左手持绷带头端并将其展平→右手握住绷带卷→由肢体远端向近端做环形缠绕（用力均匀）数周→倾斜螺旋向上缠绕，每周遮盖上一周的 1/3~1/2→固定绷带末端→检查及记录肢端血液循环。

3. 螺旋反折包扎操作流程　适用于大腿等粗细均匀或粗细不均匀部位的包扎。

伤口处覆盖无菌敷料→左手持绷带头端并将其展平→右手握住绷带卷→由肢体远端向近端在敷料上环形缠绕两圈后做反折缠绕→缠绕时均将绷带向下反折（注意不可在伤口上或骨隆突处反折）→遮盖上一周的 1/3~1/2→反折部位应位于相同部位，使之成一直线→固定绷带末端→检查及记录肢端血液循环。

4. "8"字形包扎操作流程　适用于关节部或手、脚等部位的包扎。

伤口处覆盖无菌敷料→左手持绷带头端并将其展平→右手握住绷带卷→由肢体远端向近端在敷料上环形缠绕两圈→绷带自下而上→自上而下→重复做"S"形旋转缠绕→每缠绕一周遮盖上一周的 1/3~1/2→固定绷带末端→检查及记录肢端血液循环。

【评价】

1. 按要求进行伤员复苏、止血是否有效等情况的评估。
2. 根据伤员伤情，清创、包扎及处理方法正确。
3. 使用三角巾和绷带熟练、规范，动作轻重适宜，处理及时有效。

4. 观察及记录包扎肢端的血液循环情况，伤员卧位，处理及时正确，符合要求。

【注意事项】

1. 包扎伤口前，先简单清创并盖上消毒敷料，然后再行包扎。不准用手或污染物触摸伤口，不准用水冲洗伤口（化学伤除外），不准轻易取出伤口内异物，不准把脱出体腔的内脏还纳。操作时小心谨慎，以免加重疼痛或导致伤口出血及污染。

2. 包扎要牢固，松紧适宜，过紧会影响局部血液循环，过松易致敷料脱落或移动。

3. 包扎时伤员取舒适体位，伤肢保持功能位。皮肤褶皱处与骨隆突处要用棉垫或纱布做衬垫。需要抬高肢体时，应给予适当的扶托物。包扎方向应从远心端向近心端，以帮助静脉血液回流。包扎四肢时，应将指端外露，以便观察血液循环。

4. 绷带固定时的结应放在肢体外侧面，严禁在伤口上、骨隆突处或易于受压的部位打结。

5. 解除绷带时，先解开固定结或取下胶布，然后以两手互相传递松解。紧急时或绷带已被伤口分泌物浸透干涸时，可用剪刀解开。

【评分标准】

见表 6-12-2。

表6-12-2 包扎技术操作评分标准

项目	技术操作要求	分值	扣分及原因	实际得分
准备质量标准（20分）	评估：环境是否安全，伤员复苏、止血是否有效等情况。评估需要包扎伤口的部位及伤情，确定清创及包扎方法，正确选择用物。了解伤员心理状况	8		
	护士：具有争分夺秒的急救意识，具备组织急救和指导伤员自救、互救能力	2		
	物品：准备齐全，放置合理	2		
	环境：安全	4		
	体位：根据伤员受伤部位不同给予相应体位	4		
操作流程质量标准（60分）	体位适宜	4		
	根据伤情，选择用物符合要求（三角巾、绷带或就便材料）	10		
	伤口处覆盖无菌敷料，必要时加盖容器方法正确	8		
	三角巾或绷带包扎方法正确	10		
	三角巾打结、缠绕方法正确	8		
	松紧度适宜、三角巾打结处垫衬垫	10		
	固定正确	5		
	检查及记录肢端血液循环	5		
终末质量标准（20分）	对伤员进行的复苏、止血是否有效等情况的评估	4		
	清创、包扎及处理方法正确，会使用就便材料	5		
	使用三角巾和绷带熟练、规范，动作轻重适宜	2		
	处理及时有效，注意观察伤情变化	2		
	观察及记录包扎肢端的血液循环情况	5		
	了解伤员心理状况并给予相应处理	2		
总分（100分）		100		

三、固定技术操作规程

【评估】

1. 评估环境是否安全，伤员复苏止血及包扎是否有效、是否存在休克等情况。

2. 评估伤员伤情，正确选择固定用物，避免神经、血管、骨骼及软组织的再损伤，便于伤员的搬运。

3. 了解伤员心理状况，做好伤员隐私保护。

【准备】

1. 护士　具有争分夺秒的急救意识，具备组织急救和指导伤员自救、互救能力。

2. 物品

（1）制式材料：各型号夹板、三角巾宽带和窄带数条、衬垫、颈托、腰部固定带、绷带等。

（2）就便材料：布条、毛巾、雨伞、木棍、木板、纸板等。

3. 环境　安全

4. 体位　根据骨折固定部位选择适宜体位。

【方法】

1. 锁骨骨折固定技术操作流程　确认损伤部位给予有效止血、包扎处理→取适宜体位→垫衬垫于两腋前上方→将三角巾折叠成窄带状→两端分别绕两肩呈"8"字形固定（将窄带一端由肩部绕过腋下，另一端由腋下绕过肩部）→拉紧三角巾的两端于背部打结→打结处加衬垫→尽量使两肩后展以达到锁骨固定效果→松紧适宜→观察记录血液循环→尽量避免不必要的搬动。

2. 上臂闭合性骨折固定技术操作流程　确认损伤部位给予有效止血、包扎处理→取适宜体位→在将要放置夹板部位垫衬垫（环绕上臂）→选择适宜的长短不一的夹板2块（长夹板长度超过肩关节与肘关节距离;短夹板长度不超过肩关节与肘关节的距离)或1块→将长夹板置于上臂后外侧→短夹板置于上臂前内侧(1块夹板时置于外侧)→取绷带或带状物在上臂骨折部位上、下两端进行打结固定→再在适宜位置加一条固定带,使夹板固定牢靠→将肘关节屈曲90°→用三角巾将上肢悬吊固定于胸前(若无夹板,也可用两块三角巾或绷带,一块将上臂呈90°悬吊于胸前→另一块叠成宽带状→将伤肢上臂与胸部固定在一起)→松紧适宜→观察记录血液循环→尽量避免不必要的搬动。

3. 大腿骨折固定技术操作流程　确认损伤部位给予有效止血、包扎处理→取适宜体位→用长、短两块夹板分别置于大腿的外侧和内侧(长夹板的长度自腋下至足跟,短夹板的长度自大腿根部至足跟)→在骨隆突处、关节处和空隙处加衬垫→固定带分别放置于骨折上下端、腋下或腰部及关节上下处→再由远心端向近心端将固定带分别打结固定(足踝部用"8"字形固定,脚与小腿不呈直角功能位)→若无夹板,也可将伤员两下肢并紧→中间加衬垫→将健侧肢体与伤侧肢体分段固定在一起→固定带松紧适宜→观察并记录伤肢血液循环情况→尽量避免不必要的搬动。

4. 颈、腰椎损伤骨折固定技术操作流程　确认环境安全可进行施救→呼叫伤员→确认伤情(患者诉颈、腰部疼痛)→呼叫助手→准备用物(劲托、腰部固定器)→运用五拳法(头锁、胸锁、肩锁、改良肩锁、胸背锁)按步骤分别稳定及固定伤员头颈部→首先术者用"头锁"法,稳定伤员头部→助手检查伤员伤情(检查部位:头顶、额部、眼眶、鼻梁部、下颌部、颈部、肩部、胸部、腹部、背部、双上肢、骨盆、双下肢等)→助手报告伤情(颈部及腰椎疑似损伤)→助手用"胸锁法",稳定伤员头及颈椎→术者测量伤员颈部长度并选择颈托→谨慎放入颈托（先放颈后再放颈前，保证位置居中，松紧适中）并固定→术者及助手检查并确定腰椎疼痛位置→选择合适腰部固定带谨慎放入腰部并固定→术者报告腰椎固定完毕→移动伤员时，注意动作统一协调→助手用"胸锁"法、术者用"改良肩锁"法稳定伤员头颈部，其他助手稳定伤员腰部及下肢，准备侧翻→统一侧翻（要求必须平稳，防止颈部转动和脊柱弯曲）→助手检查伤员背部情况→放入搬运器械→放平伤员（救护人员必须动作统一、平稳，防止颈部转动和脊柱弯曲）→平移伤员时，助手用"胸锁"法、术者用"改良肩锁"法稳定伤员头颈部，其他助手稳定伤员腰部及下肢→同时将伤员平移于搬运器械上→固定伤员时，助手用"胸锁"法、术者用头部固定器固定伤员头部→胸部固定带交叉固定胸部→髋部固定带横行固定→踝关节固定带绕过足底"8"字形固定→搬运。

【评价】

1. 评估伤情及损伤部位给予有效止血及包扎处理。

2. 选择固定用物符合要求，夹板放置正确，固定带松紧适宜和稳固。

3. 操作过程中注意观察患者病情变化，观察固定肢端血循环并记录。

4. 了解伤员心理状况，注意保护伤员隐私并给予相应处理。

【注意事项】

1. 如有伤口和出血，应先止血和包扎，再行骨折固定。若伤员休克，应先行抗休克处理。

2. 在处理开放性骨折时，刺出的骨折断端在未经清创时不可还纳伤口内，以防感染。

3. 夹板固定时，其长度及宽度与骨折的肢体相适应，下肢骨折夹板长度必须超过骨折上、下两个关节，即"超关节固定"原则；固定时除骨折部位上、下两端外，还要固定上、下两关节。

4. 夹板不可直接与皮肤接触，其间要加衬垫，尤其在夹板两端、骨隆突处和悬空部位应加厚垫，以防局部组织受压或固定不稳。

5. 固定应松紧度适宜，牢固可靠，但不影响血液循环。肢体骨折固定时一定要将指（趾）端露出，以便随时观察末梢血液循环情况，如发现指（趾）端苍白、发冷、麻木、疼痛、水肿或青紫，说明血液循环情况不良，应松开重新固定。

6. 固定后避免不必要的搬动，不可强制伤员进行各种活动。

【评分标准】

见表 6-12-3。

表 6-12-3　固定技术操作评分标准

项目	技术操作要求	分值	扣分及原因	实际得分
准备质量标准（20分）	评估：环境是否安全，伤员复苏、止血及包扎是否有效，是否存在休克等情况。评估伤员病情，确认固定方法，正确选择固定用物。了解伤员心理状况，做好伤员隐私保护	8		
	护士：具有争分夺秒的急救意识，具备组织急救和指导伤员自救、互救能力	2		
	物品：准备齐全，放置合理	2		
	环境：安全，脊柱损伤伤员置于平地	4		
	体位：根据伤员受伤部位给予不同的体位	4		

续表

项目	技术操作要求	分值	扣分及原因	实际得分
操作流程质量标准（60分）	确认损伤部位给予有效止血、包扎处理	5		
	伤员体位适宜，脊柱损伤伤员平卧	2		
	选择及放置夹板、颈托、腰部固定带正确	3		
	放置夹板于伤肢骨隆突处、关节处、空隙处等部位垫衬垫	6		
	先于骨折上下端打折固定	8		
	再由远心端向近心端打结固定	5		
	足部用"8"字形固定，功能位置放置伤肢	5		
	用三角巾手法正确、颈部固定时固定手法正确	10		
	固定带松紧适度	4		
	观察记录血液循环	4		
	尽量避免不必要的搬动	4		
	观察记录	4		
终末质量标准（20分）	对伤情及损伤部位给予了有效止血及包扎处理	5		
	进行了评估，脊柱损伤伤员给予平卧位			
	选择固定用物符合要求，夹板放置正确，固定带松紧适宜和稳固	6		
	观察固定肢端血液循环并记录	5		
	了解伤员心理状况，注意保护伤员隐私并给予相应处理。	4		
总分（100分）		100		

第七章 急诊医学科常用的评分表

第一节 格拉斯哥昏迷评分表

格拉斯哥昏迷评分法（Glasgow Coma Scale，GCS）是医学上评估患者昏迷程度的方法，格拉斯哥昏迷指数的评估有睁眼反应、语言反应和肢体运动三个方面，三个方面的分数相加即为昏迷指数（表7-1-1）。

格拉斯哥昏迷评分法最高分为15分，表示意识清楚；12～14分为轻度意识障碍；9～11分为中度意识障碍；8分以下为昏迷；分数越低则意识障碍越重。选评判时的最好反应计分。注意运动评分左侧、右侧可能不同，用较高的分数进行评分。改良的GCS评分应记录最好反应/最差反应和左侧/右侧运动评分。

- 轻度昏迷：13～14分。
- 中度昏迷：9～12分。
- 重度昏迷：3～8分。

表 7-1-1 格拉斯哥昏迷评分表

指令	反应情况	各项得分
睁眼反应	自动睁眼	4
	呼叫睁眼	3
	痛刺激睁眼	2
	不能睁眼	1
	如因眼肿骨折等不能睁眼记为 C（closed）	C
语言反应	回答切题	5
	答非所问	4
	用词错乱	3
	只能发音	2
	不能发音	1
	因气管插管或切开不能发声者记为 T（tube）	T
	平时有语言障碍记为 D（dysphasic）	D
肢体运动	按指示运动	6
	对疼痛能定位	5
	对疼痛能逃避	4
	刺激后双上肢屈曲	3
	刺激后四肢强直	2
	对刺激无反应	1

第二节　RLS 评分

在临床护理工作中，意识观察通常是采用"清醒、嗜睡、昏迷"的模式。由瑞典神经外科医生 Starmark 在 1985 年创立。

在斯堪的纳维亚地区普遍使用，是可靠的、简便的意识水平评估方法。RLS 共分为 8 级：RLS 1~3 属有意识反应；RLS 4~8 属昏迷状态。

对昏迷的患者，根据患者对强痛刺激时机体的运动反应，把昏迷由浅到深，依次分为 4~8 级（表 7-2-1）。RLS 在 5 级以上为深昏迷。

1. 意识反应　机体处于唤醒状态，至少表现有下列四项功能之一：言语应答、眼球定向运动、遵嘱运动、去除疼痛。

2. 昏迷　是机体的无意识反应，不能表现有意识反应中所定义的功能（RLS 4~8）。轻度刺激：喊叫患者的名字、摇动患者的肩膀或搓擦胸前皮肤。强痛刺激：吸痰或 5 秒钟用力按压眼眶、乳突根部、胸骨或指甲。

表 7-2-1　RLS 分级标准

1. 清醒（RLS-1）：意识清楚，没有反应的延迟。定向准确，没有嗜睡
2. 嗜睡或意识模糊（RLS-2）：观察对轻刺激的反应。嗜睡：患者处于倦睡状态，反应轻度延迟。意识模糊：患者被唤醒后，在回答下列三个问题中至少有一个错误。①你叫什么名字？②你在什么地方？③现在是哪年哪月？
3. 非常嗜睡或意识模糊（RLS-3）：观察对强刺激的反应
4. 昏迷（RLS-4）：能定位疼痛，但不能去除疼痛。定位疼痛：检查时身体处于平卧位，双臂放于身体的侧面。①按压乳突根部，患者的手臂可上抬高于胸部的位置；②按压指甲，患者能够移动另一只手超越身体的中线
5. 昏迷（RLS-5）：有躲避疼痛的动作。躲避疼痛：①按压乳突根部，患者向对侧转动面部；②按压指甲，患者虽然不能定位疼痛，但有明显的缩手动作

续表

6. 昏迷（RLS-6）：强痛刺激时肢体屈曲（去大脑皮质状态）。肢体的屈曲运动：对强痛刺激，腕及肘关节有缓慢而机械的屈曲运动，但没有定位或躲避疼痛的动作
7. 昏迷（RLS-7）：强痛刺激时肢体背伸（去大脑状态）。肢体的背伸运动：对强痛刺激，上肢/下肢出现强直性的背伸。若既有屈曲，又有背伸，则应记为 RLS-6
8. 昏迷（RLS-8）：强痛刺激时机体没有反应。强痛刺激没有反应：重复地给予强痛刺激，患者的上下肢和面部均没有任何反应
RLS 每上升或下降 1 级，均有显著的临床意义。医护人员在连续观察病情时，只需描述瞳孔和 RLS，就可准确了解患者的意识状态以及颅脑损伤有无恶化

第三节 神经功能缺损评分

按神经功能缺损评分（NIHSS），记录结果见表 7-3-1。不要更改记分，记分所反映的是患者实际情况，而不是医生认为患者应该是什么情况。快速检查同时记录结果。除非必要的指点，不要训练患者（如反复要求患者做某种努力）。如部分项目未评定，应在表格中详细说明。未评定的项目应通过监视录像回顾研究，并与检查者共同探讨。

评分时间 2 分钟。

1. 优点　简洁、可靠，可由非神经科医生评定。
2. 缺点　敏感度低。

表 7-3-1 神经功能缺损评分表

项目	
1a. 意识水平	0 = 清醒　1 = 嗜睡　2 = 昏睡或反应迟钝　3 = 仅有反射活动或自发反应，或完全无反应
1b. 意识水平提问	0 = 正确　1 = 正确回答1个　2 = 2个都不正确或不能说
1c. 意识水平指令	0 = 正确　1 = 正确完成1个　2 = 都不正确
2. 凝视	0 = 正常　1 = 部分凝视障碍　2 = 被动凝视或完全凝视障碍
3. 视野	0 = 无视野缺失　1 = 部分偏盲　2 = 完全偏盲　3 = 双侧偏盲（全盲，包括皮质盲）
4. 面瘫	0 = 正常　1 = 最小　2 = 部分　3 = 完全
5. 上肢运动 5a 左上肢 5b 右上肢	0 = 上肢于要求位置坚持10秒　1 = 上肢能抬起，不能维持10秒　2 = 能对抗一些重力　3 = 不能抗重力，上肢快速下落　4 = 无运动　9 = 截肢或关节融合
6. 下肢运动 6a 左下肢 6b 右下肢	0 = 于要求位置坚持5秒　1 = 5秒末下落，不撞击床　2 = 5秒内较快下落，可抗重力　4 = 无运动　9 = 截肢或关节融合
7. 共济失调	0 = 没有共济失调　1 = 一侧肢体有　2 = 两侧肢体均有
8. 感觉	0 = 正常　1 = 轻到中度　2 = 严重到完全感觉缺失
9. 语言	0 = 正常　1 = 轻到中度　2 = 严重失语　3 = 哑或完全失语
10. 构音障碍	0 = 正常　1 = 轻到中度　2 = 言语不清　3 = 气管插管或其他物理障碍
11. 忽视症	0 = 没有忽视症　1 = 视触听空间感或个人的忽视　2 = 严重的偏身忽视

第四节　改良的早期预警评分

改良的早期预警评分（MEWS）是对患者心率、收缩压、呼吸频率、体温和意识5项生理指标进行综合评分。MEWS评分4~5分是鉴别患者病情严重程度的最佳临界点，当患者MEWS评分<5分时多不需要住院治疗；当患者MEWS评分≥5分时病情恶化的可能性大，多需要住院治疗；当患者MEWS评分≥9分时，死亡的危险性明显增加（表7-4-1）。

表7-4-1　MEWS评分

项目	评分						
	3	2	1	0	1	2	3
心率 （次/分）		<40	41~50	51~100	101~110	111~130	>130
收缩压 （mmHg）	<70	70~80	81~100	101~199		≥200	
呼吸频率 （次/分）		<9		9~14	15~20	21~29	≥30
体温 （℃）		<30.5	35.1~36.5	36.6~37.4	≥37		
意识				清楚	对声音 有反应	对疼痛 有反应	无反应

第五节 创伤评分表

一、创伤严重程度评分表（ISS）

ISS 是一种准确评估患者受损伤程度的评估方法，最高分 75 分。

ISS 评分（创伤严重程度评分）= 3 个不同部位最高（简明损伤评分，AIS）分值的平方和（表 7-5-1 至表 7-5-6）。

表 7-5-1 头部 AIS 评分标准

1 分（轻度）：1. 头部外伤后，头痛/头晕；2. 颈椎扭伤无骨折；3. 颈外静脉轻度破裂（失血≤20%）；4. 甲状腺挫伤。
2 分（中度）：1. 逆行性遗忘；2. 嗜睡/木僵/迟钝，能被语言刺激唤醒；3. 失去知觉（<1 小时）；4. 甲状腺裂伤；5. 单纯颅顶骨折；6. 不完全性臂丛损伤；7. 颈椎椎体轻度压缩（≤20%），棘突/横突骨折/椎间盘损伤（无神经根损害）；8. 单神经根挫裂伤；9. 颅神经挫裂伤；10. 颈外动脉内膜撕裂、破裂（出血量≤20%）/血栓形成，颈内静脉破裂（失血量≤20%）；11. 喉/声带单侧挫伤
3 分（重度不危及生命）：1. 昏迷 1~6 小时；2. 昏迷 <1 小时伴神经障碍；3. 颅底骨折；4. 粉碎/开放/凹陷（≤2cm）性颅顶骨折；5. 梗死/脑挫伤：浅表，≤30ml，直径≤4cm，中线移位≤5cm；6. 小脑挫伤（≤15ml，直径≤3cm）；7. 轻度脑肿胀/水肿（脑室受压，无脑干、脑池受压）；8. 头颅穿透伤：深度≤2cm；9. 蛛网膜下腔出血；10. 脑垂体受损；11. 喉破裂未横断/咽部挫伤（血肿）撕裂伤/双侧声带损伤、气管/食管裂伤未穿孔；12. 脊髓一过性神经体征；13. 颈椎椎体重度压缩 >20%，椎板/椎弓根/小关节突/齿突骨折；14. 椎间盘破裂伴神经根损害/多根神经根损伤；15. 颈内动脉内膜撕裂/破裂（失血量<20%）/血栓形成/颈内静脉/颈外动脉/静脉破裂（失血量>20%）；16. 完全性臂丛神经损伤

续表

4分（重度危及生命）：1. 昏迷1~6小时，伴神经障碍；2. 昏迷6~24小时；3. 仅对疼痛刺激有恰当反应；4. 颅骨骨折性凹陷>2cm，复杂性粉碎性颅底骨折；5. 脑膜破裂或脑组织外露、缺损；6. 大脑挫伤深在30~50ml，直径>4cm，中线移位>5cm，中度脑肿胀，脑室/脑干池受压；7. 小脑挫伤大，范围15~30ml，直径>3cm；8. 硬膜外/下小血肿（成人≤30ml，≤10岁≤25ml，点状/小片/中度，小脑区≤15ml，直径≤3cm）；9. 颈髓不完全损伤或不伴骨折（残留部分感觉或运动功能）；10. 颈总（内）动脉破裂（失血>20%）/内膜撕裂/创伤性血栓形成伴与创伤无关的神经功能异常；11. 喉破裂伴声带受损，咽或咽后区域穿孔未横断；12. 食管/气道破裂未横断

5分（危重或可成活）：1. 昏迷伴有不适的动作；2. 昏迷>24小时；3. 脑干损伤；4. 大脑广泛挫伤（成人>50ml，≤10岁>15ml，直径/厚度>2cm），小脑广泛挫伤（总量>30ml），硬膜外血肿双侧/大范围（成人>30ml，≤10岁≤25ml，厚度>1cm，大片广泛，≤10岁>15ml，直径/厚度>2cm）；5. 脑肿胀（脑室或脑干池消失）；6. 小脑/大脑穿透伤/弥漫性轴突挫伤；7. 喉/咽横断/毁损；8. 气管/食管横断或撕脱；9. 完全脊髓损伤（四肢瘫或截瘫，且无感觉）；10. C4或C4以下骨折/脱位

表7-5-2 胸部AIS评分

1分（轻度）：1. 单根肋骨骨折（有血气胸或血气纵隔加1）；2. 胸椎扭伤；3. 胸壁擦伤；4. 胸骨挫伤；5. 主支气管挫伤（血肿）

2分（中度）：1. 2~3根肋骨的任何部位或单根肋骨多处骨折（有血气胸或血气纵隔加1）；2. 胸骨骨折；3. 胸椎脱位或棘突或横突骨折；4. 胸椎轻度压缩骨折（≤20%）；5. 心包裂伤（穿刺伤）；6. 食管挫伤或胸导管裂伤；7. 主支气管以远部分裂伤未穿孔；8. 女性乳房撕脱伤；9. 膈肌挫伤（血肿）；10. 支气管/食管/肋间/内乳动脉/静脉破裂（失血≤20%）或>20%加1；11. 胸膜裂伤（伴血气胸加1）

续表

3分（重度不危及生命）：1. >1根肋骨开放性/移位/粉碎性（伴血气胸加1）；2. 一侧有>3根和另一侧<3根肋骨骨折，胸廓稳定或NFS（伴血气胸加1）；3. 连枷胸单侧或NFS（伴肺挫伤加1，双侧加2）；4. 单侧肺挫伤/裂伤（双侧加1，伴纵隔血肿加1，失血>20%加1）；5. 单侧血胸或气胸；6. 纵隔气肿；7. 膈肌破裂；8. 心包填塞的损伤，无心脏的损伤；9. 食管裂伤未穿孔，周径≤50%；10. 气管或主支气管挫/裂伤/主支气管以远部分破裂未横断；11. 头臂（无名）/肺/锁骨下动静脉或上/下腔静脉胸段内膜撕裂/破裂（失血≤20%，>20%加1）；12. 轻度吸入性烧伤；13. 胸椎脱位或椎板/椎弓根/关节突骨折，椎体压缩性骨折>1椎骨或高度>20%

4分（重度危及生命）：1. 双侧均有>3根的肋骨骨折（伴血/气/连枷胸加1）；2. 双侧肺挫伤（失血>20%加1）；3. 纵隔血肿；4. 双侧血气胸伴张力性气胸，失血量>20%加1分；5. 张力性气胸；6. 食管或支气管破裂穿孔但是未完全横断；7. 胸主动脉内膜撕裂，血管未破裂/破裂（失血≤20%）；8. 锁骨下/无名/肺动静脉/上下腔静脉重度裂伤（失血>20%）；9. 不完全性脊髓损伤综合征，残存部分感觉或运动功能，包括侧束（Brown-Sequard）综合征；10. 膈肌破裂伴膈疝形成

5分（危重或可成活）：1. 胸主动脉重度裂伤或裂伤累及主动脉根部/主动脉瓣；2. 锁骨下/无名静脉/上下腔静脉裂伤伴循环空气栓塞；3. 心包裂伤，心脏疝出；4. 心脏裂伤（心房或心室，有或无填塞表现）；5. 食道/主支气管复杂性破裂或横断；6. 喉-气管分离；7. 双侧连枷胸/吸入伤需要机械通气；8. 单侧/双侧裂伤伴张力性气胸或肺完全裂伤大量漏气或伴有体循环空气栓塞或双侧失血>20%；9. 脊髓裂伤或完全损害

表7-5-3 面部AIS评分

1分（轻度）：1. 角膜擦伤/玻璃体损伤/巩膜裂伤/耳道损伤（内耳/中耳/听骨链/鼓膜破裂）；2. 舌浅表裂伤/齿龈挫裂伤/撕裂伤/牙齿任意数目断裂/撕脱；3. 鼻出血/鼻骨/下颌骨闭合性骨折

续表

2分（中度）：1.眼撕脱（剜出）/巩膜裂伤累及眼球（包括破裂）/视神经裂伤；2.舌深在广泛裂伤；3.鼻骨或下颌骨开放性/移位/粉碎性骨折，眼眶骨闭合性骨折，颧骨骨折，颞颌关节脱位；4.上颌骨骨折（包括上颌窦）[LeFort Ⅰ：上颌骨齿槽嵴的水平段骨折，牙齿还留在移位的骨片中；LeFort Ⅱ：上颌骨单侧或双侧骨折，其体部与颜面部骨骼分离，形成椎状，骨折可穿过体部向下伸至硬腭，通过眶底进入鼻腔]

3分（重度不危及生命）：1.眼眶开放性/移位/粉碎性骨折；2.LeFort Ⅲ：骨折（整个上颌骨或一块或多块颜面部骨骼从颅底完全分离的骨折）

4分（重度危及生命）：LeFort Ⅲ：骨折伴失血量>20%

5分（重度或可成活）：无

表7-5-4　腹部及盆腔 AIS 评分

1分（轻度）：1.擦伤/挫伤/血肿/浅表裂伤：阴道/阴唇/会阴/阴囊/睾丸（包括浅表损伤），阴茎/会阴/肛门；2.腰扭伤；3.血尿

2分（中度）：1.挫伤（血肿）/浅表裂伤未穿孔/OIS Ⅰ-Ⅱ级：胃、十二指肠挫伤（血肿），小肠、肠、直肠、膀胱挫伤，输尿管、尿道、肠系膜、肝、脾、肾、胰腺（无胰管受累 OIS-Ⅰ级）、肾上腺（重度）挫伤；2.撕裂伤、胆囊挫伤（血肿）及破裂未及胆管，髂静脉不完全横断（失血量≤20%），网膜/肠系膜（失血量≤20%）、输尿管、卵巢、子宫（≤1cm裂口）、会阴、阴囊、睾丸复杂性撕裂或撕脱，阴道、外阴、阴茎、肛门（非全层）撕裂；3.单侧小关节突脱位（半脱位），棘突或横突骨折、椎体压缩性骨折（≤20%），椎间盘损伤（不伴有神经根损害）、单根神经根损害

续表

3分（重度不危及生命）：1. 裂伤/穿孔/：胃/十二指肠降部裂伤（周径 50%～70%），小肠/大肠/直肠破裂穿孔未横断或挫伤未穿孔周径＞50%，膀胱裂伤未穿孔，输尿管、尿道、子宫（＞1cm破裂、中孕）、肛门、会阴/外阴/阴道/阴茎广泛撕裂，腹腔动脉/髂动脉/总、内、外内膜撕裂未破裂或破裂出血≤20%，下腔静脉破裂出血≤20%，髂动脉破裂出血＞20%；2. 网膜、肠系膜重度损伤（失血量＞20%），卵巢毁损伤，肾上腺重度毁损；3. QIS-Ⅲ级：肝、脾、胆囊、肾、胰、胆囊广泛破裂/撕脱/胆囊裂伤/横断；4. 腰椎脱位或椎板、椎弓根、关节突骨折；5. 椎体压缩骨折＞1椎骨或＞20%前缘高度；6. ＞1根神经根损伤；7. 椎间盘滑脱出伴神经根损害
4分（重度危及生命）：1. 复杂性破裂，胃撕脱或复杂性破裂、十二指肠降部破裂＞75%周径，累及壶腹部或胆总管下段，大/小肠横断或撕脱（OIS-Ⅳ-Ⅴ级），直肠穿孔延伸至会阴、膀胱穿孔破裂，尿道后组织毁损、子宫裂伤（晚孕），肝/脾/肾/胰（OIS-Ⅳ级）、肠系膜广泛撕裂，胆囊破裂伴胆总管或肝管裂伤/横断；2. 腹主动脉内膜撕裂，破裂（失血量≤20%），髂动脉（总、内、外）、下腔静脉破裂（失血量＞20%）；3. 不全截瘫
5分（危重或可成活）：1. 重度裂伤伴组织缺失（OIS-Ⅴ级）或严重污染：胰头/十二指肠全部广泛毁损、直肠广泛破裂/撕脱/盆腔明显粪污染，肝/脾/肾 QIS-Ⅴ；2. 完全性脊髓损害；3. 腹主动脉、腹腔动脉破裂（失血量＞20%）；4. 脊髓裂伤（包括横断和挤压伤）

表7-5-5　四肢及骨盆AIS评分

1分（轻度）：1. 骨折/脱位：腕/指/趾；2. 扭伤：肩锁、肩肘、指、腕、髋、踝、趾；3. 神经挫伤

续表

2分（中度）：1. 骨折：肱、桡、尺、胫、腓、髋、锁、肩、胛、腕、掌、跟、跗、跖、趾骨支或骨盆单纯性骨折；2. 脱位：肘、肩、肩锁、髋、膝；3. 内膜裂伤/轻度撕裂（失血≤20%、＞20%加1）：腕、肱、腘静脉；4. 严重肌肉/肌腱裂伤、半月板撕裂（移位、开放、粉碎或伴神经损伤、耻骨联合分离）加1；5. 单根/多根神经裂伤（伴运动功能障碍）；6. 脱套伤，指、趾断离，膝以下毁损性挤压伤

3分（重度不危及生命）：1. 股骨骨折（包括头、颈、粗隆、髁上）；2. 除指以外的上肢任一面创伤、膝以下肢创伤性断离，脱套伤，部分或广泛、毁损性挤压伤；3. 坐骨神经裂伤；4. 股动脉内膜撕裂/破裂（失血量≤20%，＞20%加1）

4分（重度危及生命）：1. 骨盆严重变形、移位伴血管破裂或巨大腹膜后血肿的开放/移位/粉碎性骨盆骨折（失血≤20%，＞20%加1）；2. 膝关节以上部分完全离断

5分（危重或可成活）：开放性/移位/粉碎性骨盆骨折（失血量＞20%）

表7-5-6 体表AIS评分

1分（轻度）：1. 擦/挫伤（血肿）≤25cm² 面/手，≤50cm² 身体；2. Ⅰ°烧伤至100%；3. Ⅲ°烧伤体表面积，Ⅲ°烧伤≤25cm² 面，≤100cm² 身体；4. 头皮擦伤/挫伤（含帽状腱膜下血肿），脱伤（≤100cm²）

2分（中度）：1. 头皮/面/四肢擦挫伤：＞25cm² 面/手，≤50cm² 身体裂伤、长度＞10cm且深入皮下撕脱伤＞25cm² 头皮撕脱＞100cm²；2. 身体：组织缺失＞100cm²，裂伤＞20cm，并深入皮下；3. Ⅱ°或Ⅲ°损伤/脱套伤达体表面积10%~19%（失血量≤20%）

3分（重度不危及生命）：1. 全头皮撕脱/裂伤失血量＞20%；2. Ⅱ°或Ⅲ°烧伤/脱套伤达体表面积20%~29%

4分（重度危及生命）：Ⅱ°或Ⅲ°烧伤脱套伤达体表面积30%~39%

续表

> 5分（危重或可成活）：Ⅱ°或Ⅲ°烧伤达体表面积40%～89%

AIS分值6分，为最大损伤，细则如下：

头颈部：碾压骨折、脑干碾压撕裂、断头、C3或C3以上骨折/脱位、/颈髓裂伤或横断，/颈髓裂伤或横断，/心脏复杂性碎裂/撕脱；

胸部：胸主动脉完全断离，胸部广泛碾压毁损；

腹部：躯干横断、肝脏横断、肝脏撕脱伤（所有血管完全断离）；

体表：Ⅱ°或Ⅲ°烧伤/脱套伤≥90%体表面积。

ISS评分（创伤严重程度评分）=3个不同部位最高AIS分值的平方和。

当患者存在1处或多处AIS分值6分时，自动确定为最高ISS值75分。

轻伤：ISS≤16分；

重伤：ISS>16分；

严重伤：ISS>25分。

ISS>20分，病死率明显升高，ISS>50分，存活者少。

二、ISS（改良Ashworth）评级

改良Ashworth量表由Richard W. Bohannon和Melissa B. Smith于1987年发表，是一种简单有效的评估肌痉挛患者肌张力级别的评估方法，他们把肌张力具体分为了5个级别，具体评估方法见表7-5-7。

表 7-5-7 肌张力级别评估标准

级别	描述
0 级	无肌张力增加
1 级	肌张力略微增加:受累部分被动屈伸时、在关节活动之末时出现突然卡住,然后呈现最小的阻力或释放
1+级	肌张力轻度增加:表现为被动屈伸时、在 ROM 后 50% 范围内出现突然卡住,然后均呈现最小的阻力
2 级	肌张力较明显增加:通过关节活动范围的大部分时,肌张力均较明显的增加,但受累部分仍能较容易地被移动
3 级	肌张力严重增高:被动活动困难
4 级	僵直:受累部分被动屈伸时呈现僵直状态,不能活动

第六节 修正创伤评分表

修正创伤评分表(RTS)是用创伤评分评估创伤严重程度,决定创伤救治程序,是创伤救治决策中十分重要的环节。评分方法:院前使用的 RTS T-RTS = GCS + SBP + RR,T-RTS 有效分数为 0~12 分。院前抢救时不需要将三项值相加,只要伤员在现场出现 GCS<13 或 SBP<90mmHg 或 RR>29 次/分或<10 次/分的任意一项即为转运到相应科室的标准(表 7-6-1)。

表 7-6-1 RTS 评分表

GCS	SBP(mmHg)	RR(次/分)	分值
13~15	>89	10~29	4
9~12	76~89	>29	3
6~8	50~75	6~9	2
4~5	1~49	1~5	1
3	0	0	0

第七节　危重患者 APACHE Ⅱ 评分表

APACHE Ⅱ 评分系统是由急性生理学评分（APS）、年龄评分、慢性健康状况评分 3 部分组成，最后得分为三者之和。理论最高分 71 分，分值越高病情越重（表 7-7-1）。其中 APS 包含 12 项生理参数，并提出了计算死亡危险度（R）的公式，每位患者 R 值相加除以患者总数即可得出该群体患者的预计病死率。患者死亡危险性（R）的公式：In（R/1-R）= -3.517 +（A-PACHE 得分 ×0.146）+0.603（仅限于急诊手术后患者）+ 患者入 ICU 的主要疾病得分。将每一患者 R 值相加，再除以患者总数即可求出群体患者的预计病死率。判断一种疾病的严重度分类系统是否有效，取决于其能否准确地预计患者的病死率。

注意：

1. 数据采集应为患者入 ICU 或抢救开始后 24 小时内最差值。

2. B 项中"不能手术"应理解为由于患者病情危重而不能接受手术治疗者。

3. 严重器官功能不全包括：①心：心功能Ⅳ级；②肺：慢性缺氧、阻塞性或限制性通气障碍、运动耐力差；③肾：慢性透析者；④肝：肝硬化、门脉高压、有上消化道出血史、肝昏迷、肝功能衰竭史。

4. 免疫损害：如接受放疗、化疗、长期或大量激素治疗，有白血病、淋巴瘤、艾滋病等。

5. D 项中的血压值应为平均动脉压 =（收缩压 +2× 舒张压）/3，若有直接动脉压监测则记直接动脉压。

6. 呼吸频率应记录患者的自主呼吸频率。

表 7-7-1 APACHE II 评分表

A. 年龄(岁)	≤44 □0 分;45~54 □2 分;55~65 □3 分;65~74 □5 分						A 记分
B. 有严重器官系统功能不全或免疫损害	非手术或择期手术后 □2 分 不能手术或急诊手术后 □5 分 无上述情况 □0 分						B 记分
GCS 评分	6 分	5 分	4 分	3 分	2 分	1 分	
1. 睁眼反应			□自动睁眼	□呼唤睁眼	□刺痛睁眼	□不能睁眼	
2. 语言反应		□回答切题	□回答不切题	□答非所问	□只能发音	□不能言语	
3. 运动反应	□按吩咐动作	□刺痛能定位	□刺痛能躲避	□刺痛肢体屈曲	□刺痛肢体伸展	□不能活动	
GCS 积分 = 1 + 2 + 3 项目分值相加						C 积分 = 15 - GCS	

D. 生理指标	分值								实测值 D 记分
	+4	+3	+2	+1	0	+1	+2	+3	+4
1. 体温(腋下℃)	≥41	39~40.9		38.5~38.9	36~38.4	34~35.9	32~33.9	30~31.9	≤29.9
2. 平均血压(mmHg)	≥160	130~159	110~129		70~109		50~69		≤49
3. 心率(次/分)	≥180	140~179	110~139		70~109		55~69	40~54	≤39
4. 呼吸频率(次/分)	≥50	35~49		25~34	12~24	10~11	6~9		≤5

续表

D. 生理指标	+4	+3	+2	+1	分值 0	+1	+2	+3	+4	实测值	D 记分
5. $PaCO_2$ (mmHg) ($FiO_2 < 50\%$) $A - aDO_2$ ($FiO_2 > 50\%$)	≥500	350~499	200~349		>70	61~70		55~60	<55		
6. 动脉血 pH 血清 HCO_3^- (mmol/L) (无血气时用)	≥7.7 ≥52	7.6~7.69 41~51.9	…… ……	7.5~7.59 32~40.9	7.33~7.49 23~31.9	…… ……	7.25~7.32 18~21.9	7.15~7.24 15~17.9	<7.15 <15		
7. 血清 Na^+ (mmol/L)	≥180	160~179	155~159	150~154	130~149		120~129	111~119	≦110		
8. 血清 K^+ (mmol/L)	≥7	6~6.9		5.5~5.9	3.5~5.4	3~3.4	2.5~2.9		<2.5		
9. 血清肌酐 (mg/dl)	≥3.5	2~3.4	1.5~1.9		0.6~1.4		<0.6				
10. 血细胞压积 (%)	≥60		50~59.9	46~49.9	30~45.9		20~29.9		<20		
11. WBC (*1000)	≥40		20~39.9	15~19.9	3~14.9		1~2.9		<1		
D 积分											
APACHE Ⅱ 总积分 = A + B + C + D											

姓名：　　　床号：　　　住院号：　　　时间：　　　年　　月　　日　　时　　评分者

7. 如果患者是急性肾功能衰竭,则血清肌酐一项分值应在原基础上加倍(×2)。

8. 血清肌酐的单位是 μmol/L 时,与 mg/dl 的对应值如下:

mg/dl	3.5	2~3.4	1.5~1.9	0.6~1.4	0.6
μmol/L	305	172~304	128~171	53~127	53

第八节 语言评价量表

语言评价量表(VDS)具体做法:把一条直线分成五等份,0=无痛,1=微痛,2=中度疼痛,3=重度疼痛,4=剧痛。患者根据自身疼痛程度选择合适的描述。

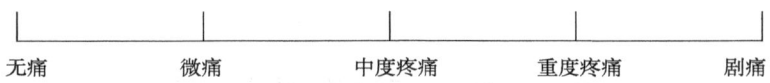

第九节 视觉模糊评分

视觉模糊评分(VAS)具体做法:画一条长线(一般长为100mm),线上不应有标记、数字或词语,以免影响评估结果。保证患者理解两个端点的意义非常重要,一端代表无痛,另一端代表剧痛,让患者在线上最能反映自己疼痛程度之处画一交叉线。

无痛	中度疼痛	剧痛

第十节　面部疼痛表情量表

面部疼痛表情量表（FPS–R）适用于任何年龄，没有特定的文化背景要求及性别要求，各种急慢性疼痛的患者，特别是老人、孩子以及表达能力丧失者。该方法最初是为了评估儿童疼痛而设计的，最后在使用中因其实用性而逐步扩大了使用范围。它由6个脸谱构成，从微笑（代表无痛）到最后痛苦的哭泣（代表无法忍受的疼痛）。

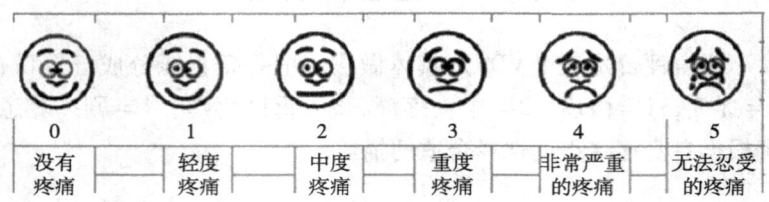

第十一节　主诉疼痛分级法

主诉疼痛分级法（VRS）让患者根据自身感受说出，即语言描述评分法，这种方法患者容易理解，但不够精确。具体方法是将疼痛划分为4级。

0级：无疼痛。

Ⅰ级（轻度）：有疼痛但可忍受，生活正常，睡眠无干扰。

Ⅱ级（中度）：疼痛明显，不能忍受，要求服用镇痛药物，睡眠受干扰。

Ⅲ级（重度）：疼痛剧烈，不能忍受，需用镇痛药物，睡眠严重受干扰，可伴自主神经紊乱或被动体位。

第十二节　常用镇静与躁动评分

常用镇静与躁动评分（SAS）见表 7 - 12 - 1。

表 7 - 12 - 1　常用镇静与躁动评分

分值	描述	定义
7	危险躁动	拉拽气管内插管，试图拔除各种导管，翻越床栏，攻击医护人员，在床上辗转挣扎
6	非常躁动	咬气管插管，需要保护性束缚并反复语言提示劝阻
5	躁动	焦虑或身体躁动，经言语提示劝阻可安静
4	安静合作	安静，容易唤醒，服从指令
3	镇静	嗜睡，语言刺激或轻轻摇动可唤醒并能服从简单指令，但又迅速入睡
2	非常镇静	对躯体刺激有反应，不能交流及服从指令，有自主运动
1	不能唤醒	对恶性刺激无或仅有轻微反应，不能交流及服从指令

注：恶性刺激指吸痰或用力按压眼眶、胸骨或甲床 5 秒钟

第十三节　Ramsay 镇静评分

Ramsay 镇静评分见表 7 - 13 - 1。

表 7-13-1　Ramsay 镇静评分

分值	意识	定义
1	清醒	患者焦虑、不安或烦躁
2	清醒	患者合作，定向力良好或安静
3	清醒	患者仅对命令有反应
4	睡眠	患者对轻叩眉间或强声刺激反应敏捷
5	睡眠	患者对轻叩眉间或强声刺激反应迟钝
6	睡眠	患者对轻叩眉间或强声刺激无任何反应